Tania Ansaldi

COME SCONFIGGERE IL SOVRAPPESO E VIVERE FELICI

**Un viaggio nel tempo per capire dove abbiamo sbagliato
e come correggere la nostra vita**

I0417317

Per entrare in contatto con l'autore visitate is sito
http://www.melanzanealcioccolato.com/
e piacete la pagina FaceBook
Melanzane Al Cioccolato

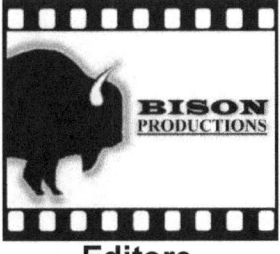

**Editore
Bison Productions**

Ai miei figli,
Per avermi sempre sostenuta
E spronata a osare di più.

INDICE

Tratta bene il tuo corpo

Perché è l'unica abitazione in cui vivrai per sempre.

(Detto antico)

Introduzione
e perché avrei voluto leggere
questo libro

Sono Tania Ansaldi e sono una consulente del benessere.

Ho sempre avuto una certa facilità nel mettere su peso, forse per questo motivo ho cominciato presto a interessarmi a ogni tipo di programma dimagrante. Ogni anno, specialmente prima dell'estate, i giornali si riempivano di consigli e diete che sembravano essere finalmente la soluzione per perdere i chili di troppo *per sempre*.

Difficile non lasciarsi tentare, specialmente se l'obiettivo primario era quello di apparire in forma sulla spiaggia e non si pensava all'impatto che ogni dieta può avere sulla salute.

Vi suona familiare?

Ho patito la fame e mi sono sentita più volte barcollare per la debolezza. Ho provato molte tecniche *all'avanguardia* proposte da centri specializzati nel dimagrimento.

Il carisma del terapeuta e l'atmosfera mi motivavano e raggiungevo dei risultati, anche perché c'era sempre una dieta abbastanza drastica da seguire.

Al raggiungimento del peso ero contenta e orgogliosa e consideravo concluso il percorso e chiuso l'argomento.

Tornavo presto alle vecchie abitudini, perché quei programmi dimagranti non erano sostenibili a lungo termine: ero magra, ma non mi sentivo energica e vitale.

Piano piano il peso ritornava e la storia si ripeteva.

Col tempo ho imparato a conoscere il valore degli alimenti e quello che producono sul nostro organismo, ho imparato l'importanza dell'attività fisica sul corpo e sulla mente, ho imparato il significato di un corretto stile di vita, che porta a migliorare la salute e di conseguenza il peso corporeo.

Avrei voluto conoscere queste cose molto prima, perché mi avrebbero risparmiato tantissima sofferenza, frustrazione e soldi per cure e prodotti inutili, se non addirittura dannosi.

Per questo è maturato in me il desiderio di condividere con gli altri le mie esperienze, e nel 2012 è nato il mio blog: **www.melanzanealcioccolato.com**.

Non sapevo nulla di come si gestisce un sito e ho imparato poco a poco, peró abbastanza presto mi sono resa conto che stava diventando molto piú di quello che avevo avuto in mente, e cioé condividere con altri quello che sapevo e che continuavo a imparare: estranei mi chiedevano consigli, a volte su diete che seguivano/volevano seguire o di cui avevano sentito parlare, altre mi chiedevano notizie di autori di cui avevo parlato, dando per scontato che io li conoscessi e addirittura sulla programmazione televisiva di programmi salutistici non piú in onda. Per qualche motivo, senza fare pubblicitá o sapere nulla di marketing, sempre piú gente si imbatteva nel mio blog e si rivolgeva a me cercando risposte.

Era come se per la prima volta potessero parlare con qualcuno e fidarsi di quello che dice, senza paura di fare brutte figure o che tutto fosse finalizzato alla vendita di qualche prodotto (infatti per moltissimo tempo non ho neanche messo pubblicitá sul sito).

Il numero di persone che mi seguiva e mi scriveva aumentava ogni giorno, e io ho iniziato a sentire una responsabilitá nei loro confronti: se prima pensavo di provare per un anno la nuova esperienza di scrivere ogni tanto on line e poi chiudere, ho iniziato a scrivere in modo sistematico, cercando sempre nuovi contenuti, e poi aprendo anche una **pagina FaceBook** e continuando a non avere idea di cosa stessi facendo.

Non fraintendetemi, non dico che tutta l'Italia mi segue: al momento in cui scrivo queste righe la pagina Melanzane Al Cioccolato ha circa 800 Mi Piace, che non sono tanti e non sono pochi, sono 800 persone che per la maggior parte non conosco, che mi hanno cercata e hanno deciso di seguirmi perché vogliono cambiare in meglio la loro vita, e perché cercano qualcuno che all'occorrenza spieghi loro le cose e tolga dubbi che per vergogna non riescono a chiedere al medico.

Scrivere articoli e vedere l'interesse crescente delle persone continua a essere appagante, ma mi sono accorta che inizia a essere limitativo. I temi sono molto specifici e variegati e si concludono in un post o poco piú. La maggior parte dei lettori cerca argomenti che giá conosce in parte e vuole approfondire, o sono in linea con quello che interessa loro, ma manca l'idea di un percorso da affrontare.

Un blog da leggere un paio di volte la settimana è ottimo per chi ha giá intrapreso un cammino volto al cambiamento, ma chi non ha ancora una strada chiara in mente tende a leggere gli articoli come appigli confortanti in un sentiero buio, di cui non conosce la destinazione.

Per questo ho sentito l'esigenza di scrivere qualcosa di piú completo, che prendesse per mano un lettore interessato e gli spiegasse in modo semplice e non accademico (come scrivo il mio blog), come funziona il nostro corpo, perché nonostante la dieta continuiamo a ingrassare, dove sbagliamo, come possiamo ottimizzare i nostri sforzi, che tipo di esercizi fare, e anche quali sono gli inganni che compie la societá al fine di guadagnare dalla vendita di prodotti malsani, e le tecniche che usa per farci il lavaggio del cervello.

Questo libro è frutto di esperienza personale e studio approfondito per quanto riguarda il sovrappeso e l'obesità.

Questi disturbi, o patologie, sono conseguenza di abitudini malsane, ma anche genuino affidamento a informazioni sbagliate, frutto di conoscenza attraverso il passaparola o diete malsane alla moda che vengono pubblicizzate come la nuova miracolosa soluzione definitiva.

Quando prendiamo coscienza del nostro problema la prima decisione importante da fare è imparare e scegliere di cambiare stile di vita.

Questo porterà al miglioramento della salute, alla perdita di peso e al benessere fisico e psichico.

Non abbiamo bisogno di cure particolari, di attrezzature speciali e di prodotti costosi.

Tutto quello che ci serve è consapevolezza, fiducia e forza di volontà per raggiungere i nostri obiettivi.

Abbiamo bisogno di alimenti semplici. Rinunciare ai prodotti già pronti non solo migliora la nostra salute, ma ci fa anche risparmiare.

Abbiamo bisogno di attività fisica, ma non dobbiamo aspettare il momento giusto o l'abbigliamento adeguato per iscriverci in palestra: basta camminare per andare a fare la spesa o andare a trovare un amico, fare le scale invece di prendere l'ascensore e fare qualunque attività che richieda movimento e che rimandiamo perché (scuse a parte) in definitiva non abbiamo voglia di fare.

Si dà la colpa alla mancanza di tempo, ma se riduciamo un po' del tempo che dedichiamo ai social networks e alla televisione riusciremo a trovarne per dedicarlo a noi stessi.

Sostituiamo le cattive abitudini con quelle buone.

Per quanto tempo?

In un certo senso per poco, in un altro, per tutta la vita: è questa la chiave di svolta, e non c'è piú bisogno di soffrire per diete drastiche o costosi trattamenti.

Studi hanno dimostrato che dopo 21 giorni un'abitudine entra a far parte della nostra vita e il nostro comportamento sarà sempre più salutare.

Riuscite a comportarvi bene per 21 giorni?

In questo lavoro illustrerò come lo stile di vita dell'uomo occidentale sia cambiato molto velocemente negli ultimi 100 anni, influenzandone la psiche, il fisico e la salute.

Prendendo in considerazione l'alimentazione, il movimento, la quantitá e tipologia di stress e l'analisi di un isolamento dovuto alla crescita delle distanze (che impedisce la formazione di piccole comunitá in cui trovare rifugio e protezione), attraverso un confronto tra lo stile di vita dell'uomo moderno e i suoi antenati dimostrerò come il sovrappeso e l'obesità non siano solo un fattore genetico, ma il risultato di uno stile di vita errato.

Inoltre analizzeró le logiche di mercato che ci spingono a sentire bisogni inesistenti, facendo pressioni psicologiche e manipolando il nostro cervello per farci consumare ingenti quantitá di cibo malsano, spesso spacciato per genuino (merendine *nutrienti*) e dietetico (alimenti *light*, co responsabili di disturbi alimentari).

Infine daró alcuni consigli pratici per cambiare stile di vita e abbassare lo stress, sia suggerendo integratori naturali e fitonutrienti, sia per trovare una serenitá interiore, che sono i primi passi verso la salute.

Secondo gli esperti, l'alimentazione, le abitudini e la vita psicosociale dell'uomo moderno sono troppo diverse da quelle dei nostri antenati e poiché sotto il profilo biologico siamo rimasti quasi uguali all'uomo primitivo, non riusciamo ad adattarci a un cambiamento così radicale avvenuto in tempi così brevi, se si calcola il lunghissimo periodo di tempo che invece ha richiesto la nostra evoluzione per adattarci al nostro Pianeta.

Questo causa un costante squilibrio tra ció che siamo e ció che siamo costretti a essere.

La cura dell'obesità è di competenza medica, ma con un'adeguata comprensione del problema possiamo fare molto per prevenirla e combatterla.

Il nostro benessere è nelle nostre mani, dipende tutto da noi!

Tania Ansaldi

1
OBESITA':
EMERGENZA SANITARIA

Negli ultimi decenni assistiamo a una vera e propria epidemia di sovrappeso e obesità, a livello globale. Un fenomeno che non ha precedenti nella storia dell'uomo.

Dagli anni 60 al 2000 negli Stati Uniti l'obesità è aumentata di 7 volte e sono triplicati i bambini obesi. Anche in Europa si è registrato un aumento di peso, specialmente in Inghilterra e in Germania. Dagli anni 80 c'è stata una vera e propria pandemia del sovrappeso. E' interessante osservare come questo fenomeno si manifesti anche in aree più povere del mondo come l'Africa, dove si passa dalla magrezza per stenti, che caratterizza certi ambienti rurali, all'obesità, che colpisce la vita metropolitana di Kinshasa, Lagos, Congo, Cairo e altre grandi città, dove negli ultimi anni si sono diffusi fast food e cibi industriali.

Si è sempre parlato della dieta mediterranea come la più sana e viene da pensare che sia anche la dieta degli italiani, dal momento che ci affacciamo sul Mediterraneo.

In realtà *dieta mediterranea* significa molta frutta e verdura, legumi, pesce, olio d'oliva, frutta secca e un po' di vino. La dieta italiana, invece, sembra piuttosto sbilanciata verso pasta, pizza, lasagne e altri carboidrati, specialmente al sud, dove la percentuale di persone in sovrappeso è aumentata in modo significativo, anche tra i bambini.

In alcune zone della Sardegna, però, sembra che sopravviva la vera dieta mediterranea e probabilmente uno stile di vita psico-fisico-sociale più salutare, che permette di vivere meglio e più a lungo, infatti in Sardegna si trova uno dei punti blu della terra (con una percentuale più alta di ultracentenari).

Questo potrebbe dimostrare come l'obesitá non sia legata a un fattore genetico, quanto allo stile di vita.

1.1 - Cosa significa essere obeso

Il sovrappeso è un aumento di peso superiore al peso ideale del 20%. Quando questo aumento arriva al 30% si parla già di obesità. L'obesità è una malattia cronica, che coinvolge l'organismo nella sua globalità psicofisica, ambientale e sociale.

Un obeso prima o poi va incontro a patologie come ipertensione, ipercolesterolemia, diabete di tipo 2, steatosi (fegato grasso), complicanze renali, disturbi polmonari (per esempio apnea notturna e asma), malattie cardiovascolari (che compromettono le funzionalità cerebrali predisponendo alla demenza), problemi alla articolazione e alcuni tipi di cancro. La cosa inquietante è che molte di queste patologie cominciano a farsi strada già tra gli adolescenti.

Gli studiosi sono concordi nel riconoscere l'impatto delle componenti sociali e culturali sul peso corporeo. Sovrabbondanza di cibo da una parte e ideale estetico di bellezza (corpo snello e super-efficiente) dall'altra, creano un senso di impotenza e di sconfitta che peggiora la situazione. Attraverso i mass media, nel mondo occidentale c'è una considerevole pressione sociale verso la magrezza, che fa aumentare l'insoddisfazione per il proprio aspetto e abbassare l'autostima, specialmente per le donne, e di conseguenza aumentano lo stress, gli squilibri alimentari e, paradossalmente, il peso.

I casi di obesità sono aumentati in modo preoccupante anche tra i bambini. Sembra che il 30-60% dei bambini obesi saranno degli adulti obesi. Nei bambini l'obesità compromette lo sviluppo e influenza negativamente la psiche, ostacolando l'interazione e l'accettazione sociale, favorendo depressione e isolamento e minando l'autostima.

Tutto questo significa anche una grande spesa sanitaria per un Paese già in difficoltà.

Studiosi americani hanno pronosticato che nel XXI secolo potremmo veder accorciare le aspettative di vita, cioè le nuove generazioni potrebbero vivere meno e peggio delle precedenti.

Sarebbe la prima volta nella storia dell'umanità e gli scienziati ipotizzano che la causa sia il cambiamento troppo profondo del nostro stile di vita rispetto ai nostri antenati, avvenuto in tempi recenti, per cui non abbiamo avuto la possibilità di adattarci biologicamente.

2
I NOSTRI ANTENATI

2.1 - L'alimentazione

Da quando è apparso sulla Terra l'uomo ha subito un lunghissimo processo evolutivo, in un ambiente pieno di pericoli e povero di nutrimento, che ha plasmato il suo organismo fino a farlo adattare perfettamente a questo pianeta.

Inizialmente l'uomo raccoglieva ciò che la natura gli offriva, poi è diventato cacciatore e pescatore e la sua dieta si è arricchita di acidi grassi Omega 3, che probabilmente hanno favorito lo sviluppo della sua corteccia cerebrale.

Per millenni gli esseri umani sono vissuti senza cereali. L'introduzione dell'agricoltura e dell'allevamento hanno costituito la prima rivoluzione alimentare dell'uomo, che probabilmente ha permesso l'espansione demografica. Inizialmente i cereali venivano assunti senza lavorazione e fornivano sostanze importanti per l'organismo: carboidrati, proteine, fibra, vitamine e minerali. Anche dopo aver imparato a macinarli e a cuocerli, l'uomo non scartava nessuna parte del chicco.

2.2 - Le proteine e i grassi.

Al tempo dei nostri antenati tutto il cibo di origine animale derivava da animali che a loro volta si nutrivano di ciò che la natura offriva. Negli animali selvatici il 50% delle riserve di grasso era rappresentato da grassi saturi, concentrati nel tessuto adiposo, mentre nei muscoli e in altri organi si trovavano elevate quantità di acidi grassi polinsaturi e monoinsaturi, quindi le parti dell'animale che venivano mangiate erano perlopiù ricche di proteine e di acidi grassi salutari. Inoltre le riserve di grasso negli animali allo stato brado variavano a seconda della stagione, perciò era quasi impossibile che l'uomo primitivo consumasse troppi grassi saturi.

2.3 - Lo stress

Per l'uomo primitivo lo stress veniva principalmente dalla lotta alla sopravvivenza: scappare da una bestia feroce o davanti a un fenomeno della natura che minacciava la sua vita, oppure lottare per difendersi o per cacciare un animale. Non c'erano aspettative, le soddisfazioni venivano da piccole cose (un pasto, un rifugio, l'appartenenza a una tribù) e tutto si limitava al soddisfacimento dei bisogni primari. Lo stress dell'uomo primitivo era simile nel tempo e prevedibile.

2.4 - L'attività fisica

L'ambiente in cui vivevano i nostri antenati era ostile e avaro di nutrimento. Dovevano spendere molta energia per procurarsi il cibo e per costruirsi un rifugio, quindi l'organismo umano si è evoluto per essere in movimento, costretto a camminare molto, a correre, a saltare, ad arrampicarsi, tutte attività che l'hanno reso forte ed efficiente, qualità indispensabili per la sopravvivenza.

3
L'UOMO MODERNO

3.1 - L'alimentazione

Una seconda vera rivoluzione alimentare nella storia dell'uomo è avvenuta nel secondo dopoguerra.

A partire dagli anni '60 le abitudini alimentari sono cambiate. C'erano più disponibilità di cibo e più possibilità economiche, le ristrettezze alimentari erano ancora fresche nella memoria e soprattutto mancava completamente la consapevolezza riguardo l'effetto che il (troppo) cibo ha sull'organismo. C'era il boom economico e con l'industrializzazione e lo sviluppo delle nuove tecnologie c'è stato uno spopolamento delle campagne e un grande afflusso di gente verso le città. Il lavoro portava via una buona parte del tempo da dedicare alla preparazione del cibo e sono nati così i cibi preparati industrialmente e i fast food.

Presto l'uomo ha trasformato quell'ambiente caratterizzato da limitazioni in una realtà piena di eccessi, in un arco di tempo relativamente breve, rapportato al lunghissimo periodo di tempo che ha richiesto la sua evoluzione.

3.2 - Cibi "pronti"

I ritmi di vita sono diventati più frenetici e il tempo più avaro: condizioni ideali per l'industria alimentare, che ha cominciato a produrre cibi precotti, elaborati, confezionati, facili e veloci da acquistare e da consumare. L'obiettivo era sfamare la gente, con prezzi abbordabili.

Grande consumo, grande offerta, grande concorrenza. L'industria alimentare, seguendo le leggi del mercato, ha cominciato a creare non più cibi per nutrire, ma veri e propri prodotti da vendere per aumentare i profitti. Michael Moss, autore del libro *Salt Sugar Fat*[1], sostiene che i cibi pronti sono alimenti preparati non più in cucina, ma in laboratorio, progettati per renderci dipendenti (e quindi vendere di più), senza considerare minimamente i loro effetti dannosi sulla salute.

In un mondo globalizzato dove si gioca sempre al ribasso, l'unico modo per essere competitivi è abbassare la qualità del cibo.

Per poter vendere questi prodotti l'industria alimentare deve fare in modo che abbiano un buon sapore, quindi gli esperti hanno studiato delle miscele di grassi, zuccheri e sale che raggiungano punti di gradimento irresistibili, che gli americani chiamano *bliss point*, cioè *punto di beatitudine*, con il preciso intento di creare dipendenza[2].

---

1 Michael Moss, *Salt, Sugar, Fat: How the Food Giants Hooked Us* (2014), editore: WH Allen.

Lo zucchero è un ingrediente quasi miracoloso: migliora i sapori e conserva a lungo i cibi, permettendo così di farli restare sugli scaffali per molti mesi. I ricercatori hanno studiato a lungo la quantità perfetta, quella che provoca piacere, monitorando le preferenze anche usando i bambini come cavie (questi prodotti venivano loro offerti nei supermercati). I cibi dolci fanno liberare serotonina e, come accade con le droghe, il cervello ne vuole ancora, per prolungare o riavere questa sensazione di benessere.

Il sale è un altro ingrediente fondamentale per l'industria alimentare: garantisce un buon sapore e aiuta a conservare a lungo i cibi e a mascherare l'eventuale sapore rancido dei cibi conservati. Anche il sale è un intensificatore di sapore che arriva subito al cervello, innescando la dipendenza.

Il grasso è ancora più potente dello zucchero: anche se ha il doppio di calorie rispetto allo zucchero, non raggiunge il punto in cui il corpo è soddisfatto e si quieta e quindi si possono consumare quantità esagerate di cibo senza accorgersi.

Un esempio di cibo che contiene tutti e tre questi ingredienti sono le patatine in pacchetto (l'amido si trasforma in zucchero, sono fritte e salate), e si sa che quando si cominciano a mangiare è difficile fermarsi. Il cibo elaborato fa imboccare la strada dell'obesità, perché crea dipendenza a prescindere dalla capacità di autocontrollo.

---

2 Filippo Ongaro, Star bene davvero: Il primo programma completo per il benessere del corpo e della mente (2014), editore: Edizioni PIEMME.

Uno studio sui topi ha confermato questa tesi: dopo 45 giorni in cui venivano nutriti solamente con cibi pieni di grassi e di zuccheri, i topi iniziavano a sviluppare comportamenti simili alla dipendenza da droga: mangiavano continuamente e cercavano dosi sempre maggiori di cibo. La sensazione di piacere apportata dagli alimenti dipende dalla dopamina, ma quando questo neurotrasmettitore viene stimolato eccessivamente, il cervello si protegge riducendo il numero di recettori e quindi per avere lo stesso piacere si deve aumentare la dose di sostanza stimolante, un circolo vizioso che porta a un rapporto compulsivo con il cibo. I cibi a base di zuccheri raffinati e grassi malsani apportano calorie *vuote*, cioè che in realtà non nutrono, che sollecitano eccessivamente i neuroni della gratificazione e spingono a un consumo eccessivo di cibo e ai meccanismi di assuefazione.

Sembra che in Italia manchi ancora un'educazione all'alimentazione corretta. Il fatto che nelle stazioni ferroviarie, nelle scuole e persino negli ospedali esistano macchinette che distribuiscono solo merendine, patatine e bibite zuccherate è eloquente e inquietante su come la logica del guadagno dell'industria alimentare superi l'attenzione per la salute.

Spesso in grandi aree chiuse come aeroporti e stazioni ci sono cestini tripartiti per i rifiuti differenziati: carta, plastica e vetro. Ma dove buttare la buccia di una banana? In questi posti l'unica opzione per un pasto sono alimenti confezionati pieni di conservanti, zuccheri, sale e grassi. Non sono previsti cibi più freschi e salutari come la frutta.

La pubblicità fa credere alle mamme che le merendine (*Buone e nutrienti*) fanno bene ai bambini perché contengono latte, ma in realtà sono ben lontane dal cibo salutare. I Ringo sono pubblicizzati come *La merenda dei campioni*, pubblicità chiaramente ingannevole. Esistono yogurt alle fragole che non contengono fragole e un Pocket Coffee sembra che contenga due zollette di zucchero. Le autorità preposte alla tutela del consumatore si trovano in difficoltà a prendere provvedimenti contro grandi aziende alimentari che danno lavoro a migliaia di persone.

Si aggiungono poi le sostanze chimiche. Oggi c'è un crescente desiderio di guadagno sicuro e veloce e nei campi si usano concimi e pesticidi per assicurare un buon raccolto, ma intossicano il nostro corpo.

Dalla fine del XIX secolo sono entrati in uso i mulini industriali e i cereali vengono privati della fibra per renderli più masticabili, più digeribili e più facili da conservare (i cereali contengono anche dei grassi, che col tempo diventano rancidi). La raffinazione elimina più della metà di vitamine del gruppo B e quasi tutta la vitamina E. La vecchia piramide alimentare metteva i cereali alla base della nostra alimentazione, con oltre il 50% delle calorie ingerite. Questo ha causato dei danni, perché ai tempi dei nostri antenati i cereali erano scarsi in natura e non digeribili senza macinazione e cottura, quindi l'uomo non è geneticamente adatto a un consumo così elevato. Una testimonianza può essere la celiachia, che non consente la digestione del glutine, e anche chi non è celiaco può avere una reazione infiammatoria a livello intestinale in risposta all'esposizione al glutine. I cibi che non provengono dalla nostra storia evolutiva lasciano tracce pesanti nel nostro organismo.

Inoltre la raffinazione li ha privati della fibra e della maggior parte dei minerali, contenuti proprio nella parte esterna del chicco, che viene tolta. Quello che rimane in grande quantità è l'amido, cioè zuccheri, che hanno un forte impatto sulla glicemia e stimolano la produzione di insulina, che ha il ruolo di abbassare gli zuccheri nel sangue. L'insulina fa immagazzinare gli eccessi di zucchero sotto forma di grasso, e quindi un alto consumo di cereali raffinati è una delle cause del sovrappeso.

Con gli allevamenti intensivi iniziano ad aumentare i grassi saturi. L'aumento della produzione di grano e altri cereali fa diminuire i prezzi, quindi gli animali vengono nutriti con nuovi mangimi, che alterano anche il loro metabolismo, facendoli diventare obesi e noi ci nutriamo dei loro tessuti ricchi di sostanze infiammatorie e dannose, per esempio troppi acidi grassi Omega 6.

Il cibo moderno parla un linguaggio che il nostro organismo non è in grado di comprendere e, poiché in una vita la quantità che ingeriamo è di alcune tonnellate, questo può rappresentare un problema: il cibo non è solo calorie, è un'enorme quantità di sostanze che funzionano come veri e propri messaggeri e hanno la capacità di attivare o distruggere i processi cellulari e quindi di determinare la salute o la malattia.

L'adattamento genetico ai cambiamenti ambientali avviene molto lentamente. L'uomo ha capovolto questo naturale decorso, trasformando la realtà circostante a una velocità di gran lunga superiore alla velocità di adattamento per cui è stato progettato. L'abbondanza di cibo e specialmente la trasformazione industriale dei cibi costituiscono un disagio al quale il nostro corpo si ribella con accumulo di grasso e con tutte le patologie da *civilizzazione*.

Sembra che circa il 70% delle calorie ingerite da una persona occidentale provenga da cibi che erano letteralmente inesistenti ai tempi dei nostri antenati e quindi non conosciuti al nostro DNA.

Viviamo in un mondo pieno di contradizioni. l'Expo 2015, che ha per tema *Nutriamo il Pianeta* è un'esposizione dedicata all'alimentazione e alla nutrizione sana e sostenibile, ma i suoi sponsor più importanti sono McDonald's e Coca Cola, che per antonomasia sono ciò che di più lontano è dal cibo salutare.

Jamie Oliver, chef e presentatore televisivo inglese, si batte per sensibilizzare l'opinione pubblica sul buon cibo e quello cattivo, mettendo in luce gli inganni dell'industria alimentare.

Recentemente ha mostrato come certi cibi passano per salutari nelle mense scolastiche, per esempio il latte al cacao o alla fragola, che in realtà sono pieni di zucchero. Ha dimostrato che nelle mense scolastiche si possono dare dei pasti salutari con una spesa contenuta, ma incontra molta resistenza perché è molto più semplice prendere i cibi precotti dal freezer, buttarli nella friggitrice o nel microonde e servirli.

Anche le mense aziendali rappresentano un problema per chi tiene alla sua salute. Abbondano di cibi fritti con contorno di patate fritte. Le verdure sono rare. Bisognerebbe sensibilizzare l'opinione pubblica affinché le mense diano almeno una scelta.

Il cibo è un elemento fondamentale per preparare al meglio il terreno biologico da cui far emergere salute e benessere. Il cibo *moderno*, però, ha tutta l'aria di favorire l'aumento di peso e l'obesità.

3.3 - Lo stress

Per l'uomo primitivo lo stress era occasionale e di breve durata.

Con lo sviluppo della società industriale si è creato un contesto opposto. Oggi i pericoli non sono quasi mai naturali, ma creati da noi stessi e generalmente sono di tipo psicologico: rapporti interpersonali difficili, aspettative deludenti, frustrazioni.

Da un ambiente tranquillo e silenzioso si è passato a città caratterizzate da rumore, traffico intenso, luci e caos. Tutto questo ci mette in uno stato di ipervigilanza, teniamo i nostri recettori di pericolo perennemente attivi, anche se non c'è un vero pericolo imminente.

L'uomo primitivo viveva in piccole tribù, si conoscevano tutti, le facce che vedeva erano rassicuranti.

Noi ci troviamo spesso in situazioni in cui dipendiamo da sconosciuti (taxi, aerei, treni, traffico, medici).

L'interazione tra individui si è allargata, ma c'è una scarsa fiducia reciproca di fondo.

Abbiamo aspirazioni, sogni e aspettative che ci causano continue frustrazioni che ci rendono troppo tesi e insoddisfatti, una situazione emotiva lontana da quella per cui siamo programmati.

Ogni organismo possiede la capacità di adattarsi all'ambiente in cui vive, ma se i cambiamenti sono troppo frequenti e repentini, il processo di adattamento può essere messo in difficoltà.

Il cortisolo è l'ormone che fa scattare lo stress. È un ormone dell'emergenza, utile solo per brevi periodi, quindi dannoso quando è presente in maniera costante.

L'accumulo di stress costringe mente e corpo a essere in una perenne condizione di ipervigilanza, stato che stimola l'accumulo di grasso, specialmente di tipo addominale.

3.4 - L'attività fisica

Abbiamo imparato a sopravvivere in un ambiente ostile, utilizzando l'unico mezzo a nostra disposizione: il nostro corpo, che doveva essere forte, in grado di spostarsi per procurarsi il cibo, di difendersi dagli attacchi degli animali feroci e di esplorare l'ambiente circostante. Con il progresso scientifico e tecnologico è diminuito l'utilizzo del nostro corpo per svolgere le attività legate alla sopravvivenza. Sono diminuite drasticamente le attività manuali a favore di quelle intellettuali e la tendenza evolutiva è di sviluppo della mente, a discapito della forza fisica.

Lo sviluppo della tecnologia ci ha liberati dai lavori massacranti, che facevano consumare molta energia fisica, ma d'altra parte ha fatto aumentare a dismisura la sedentarietà, che ci indebolisce fisicamente. Spesso si passa da un lavoro che costringe a rimanere seduti per buona parte delle ore lavorative allo star seduti per guardare la televisione, navigare in internet o usare i videogiochi.

La sedentarietà è un altro fattore che fa aumentare il grasso corporeo.

3.5 - Il sonno

I nostri nonni e bisnonni si svegliavano all'alba e andavano a dormire quando faceva buio. Il nostro organismo ha i suoi ritmi (circadiani), dettati da alcuni ormoni: con l'avvicinarsi dell'alba cominciamo a produrre ormoni che ci danno energia (adrenalina), mentre col calare della sera cominciamo a produrre melatonina, che ci prepara per il riposo notturno.

La società moderna ha stravolto anche questi ritmi. A parte i turni di lavoro notturno, che fanno cambiare completamente il ciclo notte-giorno, ci sono ritmi sempre più serrati e stimolazioni a livello sensoriale e cognitivo che posticipano sempre di più l'ora in cui si va a dormire oppure rendono difficoltoso l'addormentarsi e quindi diminuiscono drasticamente le nostre ore di sonno.

Studi condotti negli Stati Uniti affermano che la mancanza di sonno fa aumentare l'appetito (fa abbassare il livello di leptina e fa aumentare il livello di grelina). In più in assenza di una giusta quantità di sonno il nostro organismo non ha la possibilità di rigenerarsi e interpreta questo come uno stress. Lo stress fa aumentare la necessità di serotonina e il metodo più rapido e più semplice per procurarcela è attraverso il cibo.

La mancanza di sonno è un altro fattore che predispone all'obesità.

4
CHE COS'È IL GRASSO CORPOREO

In un certo senso il grasso corporeo è il risultato dell'evoluzione: in un mondo in cui il cibo scarseggiava o non si trovava per giorni, l'organismo ha imparato a mettersi da parte delle riserve di energia, sotto forma di grasso.

Il grasso corporeo o *tessuto adiposo*, è composto da cellule chiamate *adipociti* e serve anche per proteggere gli organi interni dai traumi e dal freddo. Le cellule si riempiono di grasso e il tessuto adiposo si espande, conferendo al nostro corpo il tipico aspetto gonfio e appesantito.

Fino a qualche anno fa si pensava che gli adipociti si formassero pressappoco fino alla adolescenza, dopo di che il loro numero restava invariato (variava solo la quantità di grasso in essi contenuto). In seguito si è scoperto che quando un adipocita diventa troppo pieno di grasso, come accade per le persone obese, si divide. Questo è un ulteriore problema, perché più adipociti ci sono, più spazio ci sarà per incamerare grasso. Inoltre, anche quando sono vuoti, per esempio in seguito a diete dimagranti, gli adipociti hanno comunque un peso e perciò diventa ancora più complicato liberarsi dal peso in eccesso.

Negli ultimi anni gli studiosi hanno capito che il grasso corporeo non è solamente un peso inerte che ci portiamo dietro, ma un tessuto attivo, che influenza il nostro metabolismo e persino il nostro comportamento. Il grasso è un vero e proprio organo, che partecipa alla produzione di molti ormoni, enzimi e sostanze infiammatorie, che regolano i processi metabolici e ci espongono a un rischio di malattie metaboliche, cardiovascolari e osteoarticolari. Ci sono sostanzialmente due tipi di tessuto adiposo: sottocutaneo e viscerale, che hanno un diverso impatto sulla nostra salute.

Il grasso sottocutaneo è quello che si può prendere tra le dita. E' un tipo di grasso meno pericoloso, perché non interferisce con gli organi interni. Anche il grasso sottocutaneo produce sostanze, per esempio l'ormone leptina, che regola l'appetito inviando al cervello il segnale di sazietà. Si pensava che gli obesi ne fossero carenti, ma i ricercatori sono arrivati alla conclusione che ne producono troppa, che però non funziona in modo adeguato, cioè sono leptino-resistenti, come succede con l'insulina. I diversi tipi di grasso, quindi, sono in grado di produrre sostanze diverse e per questo, a parità di sovrappeso, ognuno di noi ha una predisposizione differente a sviluppare patologie. Inoltre il grasso corporeo rilascia in circolo molti acidi grassi, che costringono il pancreas a un superlavoro per produrre insulina, che a sua volta stimola l'accumulo di grasso, creando un circolo vizioso.

Il grasso viscerale è il più pericoloso perché si deposita intorno agli organi interni e l'addome assume un aspetto teso e gonfio. Spesso penetra anche all'interno di alcuni organi, come il fegato (steatosi, il cosiddetto fegato grasso). Il fegato riceve il nutrimento attraverso la vena porta e provvede a smistarlo in tutto l'organismo. Se il fegato, progettato per l'uomo primitivo (che faticava a trovare cibo), riceve troppo nutrimento, si intossica e comincia a produrre sostanze nocive, in grado di generare infiammazioni e malattie metaboliche, come ipertensione, colesterolo alto, malattie cardiovascolari, diabete ecc.

A volte queste patologie appaiono contemporaneamente, determinando la Sindrome Metabolica. Colpisce principalmente le fasce sociali più povere, esposte a maggiori difficoltà socio-economiche. Quello che inquieta è che è in rapido aumento tra i bambini.

L'aumento del cortisolo aumenta il desiderio di cibi grassi, salati e carboidrati, cioè nutrienti necessari per sostenere una reazione d'emergenza al *pericolo*. Questi cibi aumentano il glucosio nel sangue, costringendo il pancreas a produrre insulina di continuo, provocando la riduzione della sensibilità dei recettori e generando la sindrome metabolica. Un effetto visibile è l'accumulo di grasso viscerale.

La cellulite è un altro tipo di grasso che affligge la maggior parte delle donne.

Dal punto di vista medico, la cellulite è meno coinvolta nei processi metabolici e quindi molto meno pericolosa del grasso addominale (collegato a diabete, ipercolesterolemia, ipertensione, malattie cardiovascolari ecc.), il che è un vantaggio per la salute, ma è meno sensibile agli interventi dietetici e quindi più difficile da contrastare. Se non si riesce a eliminarla nonostante gli sforzi per perdere peso con diete ed esercizio fisico, può diventare fonte di frustrazione e disagio psicologico (anche se è un problema puramente estetico) e minare la sicurezza in se stesse e la forza di volontà.

In mancanza di risultati visibili, la motivazione si affievolisce e quindi si rischia di abbandonare tutto il programma e di ritornare alle vecchie abitudini alimentari e alla sedentarietà.

Un piano per sconfiggere la cellulite deve agire su più fronti:

1) **L'alimentazione:** ha un ruolo estremamente importante e deve basarsi su frutta e verdura, ricche di acqua, vitamine e minerali. La vitamina C aiuta la formazione del collagene, la sostanza che mantiene elastica la pelle e c'è bisogno di alte dosi. Il nostro organismo non produce vitamina C, quindi è necessario introdurla con gli alimenti (kiwi, agrumi, pomodori, broccoli).

Per la salute dei muscoli e delle ossa sono indispensabili le proteine magre come petto di pollo e tacchino, pesce di piccola taglia e possibilmente non di allevamento (ricchi di acidi grassi essenziali Omega 3, che hanno anche un'azione antinfiammatoria) e tagli magri di carne rossa possibilmente biologica).

Inoltre non devono mancare i grassi buoni (olio d'oliva, olio di lino, avocado). Si devono evitare gli alimenti industriali, gli zuccheri, i carboidrati raffinati, le bevande gassate e i grassi saturi.

I cereali integrali in quantità moderate sono una buona fonte di energia e non provocano sbalzi di insulina, strettamente correlata all'accumulo di grasso.

2) **L'acqua** è, come sempre, un fedele alleato (8-12 bicchieri al giorno). Oltre a essere l'elemento principale del nostro organismo, l'acqua è necessaria per metabolizzare il grasso e per mantenere la pelle elastica. Sarebbe bene tenere sempre a portata di mano una bottiglietta e bere spesso qualche sorso, fino a quando entra nelle nostre abitudini e diventa automatico.

3) **Esercizio fisico.** Bisogna essere consapevoli del fatto che il movimento fa scorrere meglio il sangue nel nostro corpo, che va a nutrire anche l'area colpita dalla cellulite.

Il movimento, inoltre, fa mantenere e addirittura aumentare la massa muscolare. Una dieta sbagliata e priva di movimento fa perdere massa muscolare, con il rischio che la pelle rimanga svuotata e pendente. In più i muscoli sono la fornace del nostro organismo, cioè quelli che bruciano le calorie, quindi una massa muscolare più grande significa un metabolismo più attivo.

Non bisogna cercare di dimagrire troppo in fretta, quindi, per evitare di perdere massa muscolare e per evitare il cedimento dei tessuti, che renderà più evidente la cellulite. E' importante lavorare specialmente sui muscoli delle aree colpite, cioè quelli delle cosce, dei glutei e dell'addome.

Il grasso delle zone affette da cellulite è intrappolato e difficilmente viene usato per produrre energia, quindi più che un'attività fisica di tipo aerobico (per esempio corsa), che generalmente fa bruciare più calorie, è necessario un allenamento con i pesi, più volte al giorno (anche per pochi minuti), perché l'obiettivo è di stimolare la circolazione e di aumentare la massa muscolare.

Gli abiti troppo stretti impediscono il passaggio del flusso sanguigno, quindi è meglio evitarli.

4) **I trattamenti localizzati**, come massaggi linfodrenanti o creme a base di caffè possono coadiuvare le altre cure anticellulite, così come può essere utile inserire un cuscino sotto il materasso per tenere le gambe leggermente alzate e permettere il deflusso del sangue dalle gambe verso il cuore durante la notte.

Sauna e bagno turco possono essere un aiuto in più, perché producono una vasodilatazione e quindi un miglioramento della circolazione che perdura per qualche ora nel tempo, naturalmente se non ci sono problemi di vene varicose o capillari fragili oppure altre controindicazioni.

5
PERCHÈ INGRASSIAMO

Il nostro metabolismo è calibrato per un mondo caratterizzato da privazioni e ha imparato a farsi le riserve di grasso per i periodi in cui il cibo non si trova. L'abbondanza di cibo che abbiamo adesso si ritorce contro di noi, perché il nostro organismo, che sotto il profilo biologico si è evoluto poco rispetto alle origini, attribuisce sempre la stessa importanza al grasso, che considera rassicurante, e cerca di conservarlo, per non rischiare di trovarsi sprovvisto in caso di carestia alimentare. In caso di diminuzione del grasso, tutte le sue reazioni sono finalizzate a un solo obiettivo: riacquistare il più in fretta possibile i grassi perduti. Per questo mette in atto tre meccanismi, che lavorano in sinergia: intensifica la sensazione di fame, riduce il dispendio energetico e ottimizza l'assimilazione delle calorie, per trarre il massimo profitto.

In linea di massima l'aumento di peso è dovuto a uno squilibrio del bilancio energetico: le calorie in entrata (assunte con il cibo) devono corrispondere alle calorie in uscita (bruciate), cioè ogni aumento di energia indotta con l'assunzione di cibo se non è compensato da un identico dispendio energetico determina un aumento delle riserve energetiche (sotto forma di grasso).

Il facile accesso al cibo, grazie alle migliori condizioni economiche, ha portato a un bilancio energetico fortemente positivo e l'uomo, evoluto per cercare il cibo e non per rifiutarlo, si è trovato in difficoltà di fronte alla nuova condizione.

Il grasso viene immagazzinato nelle cellule adipose. Il nostro organismo ha sviluppato un meccanismo per conservare le sue scorte di energia in modo che il volume delle cellule adipose non scenda mai oltre un valore limite: la lipolisi attiva la leptina, che stimola la fame e sollecita il rifornimento di cibo. Esiste una componente genetica nell'obesità. Studi hanno dimostrato che i figli di genitori obesi hanno molte probabilità di diventare obesi, mentre i figli adottivi hanno un BMI (Body Mass Index, Indice di Massa Corporea) simile ai genitori biologici, soprattutto a quello della madre.

Esistono però anche abitudini sbagliate o fattori culturali e sociali che influenzano l'accumulo di peso (per esempio rifiutare il cibo può essere offensivo, perché significa che non è gradito).

5.1 - Approcci sbagliati

Oltre il sistema di cura scientifico dell'obesità, è nata una vera industria di cure alternative che in parte ha contribuito ad aggravare il problema.

C'è sempre stata una totale disinformazione sia per quanto riguarda le patologie correlate, sia per quanto riguarda la prevenzione dell'obesità. La maggior parte degli obesi si affida a diete alla moda, pubblicizzate dai media, passando da un fallimento a un altro e aumentando ulteriormente il peso, con effetti disastrosi sull'autostima. Anche se inizialmente si perde un po' di peso, il piano è destinato a fallire perché non è mai orientato a ottenere una migliore qualità di vita e generalmente non è sostenibile a lungo termine.

5.2 - Cibi "light"

I cibi light sono un'altra trovata geniale dell'industria alimentare: una vera occasione per aumentare i profitti indicando ai consumatori una strada illusoria per risolvere i problemi di sovrappeso. Ha inventato cibi a basso contenuto di grassi, ma per renderli appetibili e quindi vendibili (a prezzi molto più alti dei cibi normali), li ha riempiti di zuccheri. Allo stesso modo ha prodotto alimenti a basso contenuto di zuccheri, pieni di dolcificanti chimici che si sono dimostrati ancora più nocivi dello zucchero bianco, perché desensibilizzano le papille gustative, aumentando il desiderio di zucchero.

Un esperimento inglese ha dimostrato che i dolcificanti fanno mangiare di più: ha preso in esame due squadre di football a fine partita. A una squadra sono state offerte bibite addolcite con dolcificanti artificiali (light) e all'altra squadra bibite normali. Poi i partecipanti sono stati invitati a servirsi il cibo che desideravano da due tavoli imbanditi. Il risultato è stato che la squadra che ha consumato bibite light ha consumato in media 140 calorie in più a persona rispetto all'altra squadra. La spiegazione è che il cervello percepisce il dolce, ma non gli arriva la carica energetica che normalmente l'accompagna e cerca di rifarsi appena viene in contatto con il cibo.

Con la convinzione che i cibi light non fanno ingrassare, la gente li ha consumati con disinvoltura, ottenendo addirittura l'effetto contrario: aumento di peso.

5.3 - Le calorie

Per arginare il problema del sovrappeso, i nutrizionisti hanno cominciato a suggerire un controllo delle calorie, o meglio del bilancio calorico: le calorie ingerite non dovevano superare quelle consumate.

Come sappiamo, l'organismo ha bisogno di energia (sotto forma di calorie) anche solo per mantenersi in vita (per respirare, per digerire ecc.).

Il nostro fabbisogno calorico è di circa 30 calorie per chilogrammo di peso corporeo, alle quali si devono aggiungere quelle richieste dalle attività che svolgiamo. Nel caso si voglia dimagrire, si deve creare un deficit calorico.

Se un chilogrammo di grasso equivale a 7000 calorie, sottraendo 500 calorie al giorno dal nostro fabbisogno dovremmo perdere 0,5 kg alla settimana.

Purtroppo il nostro organismo non risponde in modo lineare a questa semplice operazione matematica. E' talmente facile ingrassare che sembra naturale, mentre dimagrire è molto più complicato. Sembra che un eccesso, anche lieve, di calorie ci faccia aumentare di peso con facilità, mentre una diminuzione non garantisca una perdita di peso così evidente. Le calorie non si comportano allo stesso modo una volta ingerite, perché per utilizzarle il corpo deve consumare energia, a seconda del tipo di cibo.

Per esempio 100 g i carboidrati danno 93 kcal, perché il corpo non consuma molta energia per la conversione, ma le proteine hanno bisogno di più energia per essere convertite a loro volta in energia e 100 g danno solo 70 kcal di energia. Gli alimenti quindi non hanno la stessa efficienza nel fornire energia al corpo e non si possono contare le calorie in astratto.

Nel tempo le diete ipocaloriche hanno deluso le aspettative e hanno dimostrano di essere inefficaci, perché le calorie non sono tutte uguali: ci sono calorie *vuote* e calorie che nutrono, calorie che aumentano la fame e calorie che saziano, per esempio c'è molta differenza tra 100 calorie di una mela e 100 calorie di una bibita zuccherata. La mela dà vitamine, zuccheri a lento rilascio e fibra, che rallenta l'assorbimento degli zuccheri, accelera il transito intestinale e danno senso di sazietà. La bibita dà solo zuccheri che passano velocemente nel flusso sanguigno e sollecitano il pancreas a produrre insulina, che fa immagazzinare gli zuccheri in eccesso sotto forma di grasso corporeo.

E' difficile che una persona dimagrisca e che abbia miglioramenti sulla sua salute con una dieta di 1500 calorie sotto forma di ciambelle, mentre 1500 calorie sotto forma di proteine magre, carboidrati integrali, frutta e verdura fanno dimagrire in modo salutare.

Un programma dimagrante incentrato solo sulla riduzione di calorie non funziona a lungo termine, anche perché il corpo e la mente sviluppano un meccanismo di difesa per risparmiare al massimo le sue risorse energetiche e comincia col rallentare il metabolismo. Non si perde più peso, si perde la motivazione e si finisce per abbandonare la dieta. Occorre imparare a usare cibi nutrienti, nelle giuste proporzioni e quantità.

Uno studio nel Minnesota del 1945 sugli effetti che dà una riduzione drastica delle calorie ha dimostrato che il corpo si adatta a cambiamenti provenienti dall'esterno e che i partecipanti avevano sviluppato una percezione distorta del cibo: vera ossessione, alcuni venivano meno alle regole e mangiavano in modo compulsivo (in seguito molti sono diventati cuochi, per poter rimanere a stretto contatto con il cibo).

Lo studio dimostra che nei soggetti in sovrappeso la riduzione calorica aggrava il rapporto con il cibo, già problematico: diventano ossessionati, specialmente dai cibi ipercalorici. Quando hanno avuto la possibilità di mangiare, i soggetti dell'esperimento non solo hanno ripreso il peso perso, ma hanno incrementato il peso di partenza del 10%.

5.4 - L'effetto yo-yo

Negli ultimi anni è diventata una vera e propria moda delle diete, provenienti principalmente da Hollywood.

Diete dissociate, iperproteiche, ipolipidiche, monotematiche ecc. Ogni anno arriva la dieta che fa dimagrire per sempre, il che fa sorgere qualche dubbio, dal momento che l'anno successivo arriva un'altra con le stesse caratteristiche.

Queste diete provocano comunque uno shock per l'organismo, che inizialmente fa perdere più o meno peso, ma appena si ritorna alle vecchie abitudini il peso si riprende. Ogni dieta che si affronta fa perdere meno chili di quella precedente e alla ripresa dei chili persi si aggiunge sempre qualche chilo in più. Nel tempo si ha la sensazione di essere sempre a dieta, ma questa continua variazione di peso fa aggiungere inesorabilmente del grasso corporeo.

6
COSA POSSIAMO FARE

Si dice che quando le cose vanno male ci sono solo tre possibilitá: cambiarle, accettarle o cambiare il nostro atteggiamento.

If you always do what you've always done, you'll always get what you always got [*Se continui a fare quello che hai sempre fatto, avrai sempre i risultati che hai sempre avuto*]. (Chris Powell)

Dobbiamo cambiare.

Ci vuole un approccio mirato per inviare all'organismo i segnali necessari per autoregolarsi, autoripararsi e riattivarsi.

Per attuare questa trasformazione è necessario cambiare il nostro stile di vita, in tutti i suoi aspetti:

6.1 - Mangiare sano

Siamo ciò che mangiamo.
Noi siamo in verità molto più di ciò che mangiamo, ma ciò che mangiamo può nondimeno aiutarci ad essere molto più di ciò che siamo.

(Adelle Davis 1904-1974)

I carboidrati sono nel mirino dei nutrizionisti da molti anni, perché sono ricchi di zuccheri. Gli scienziati sono concordi sul fatto che lo zucchero è il vero colpevole di molte nostre malattie. Hanno potuto agire indisturbati per decenni, perché l'attenzione era concentrata su altri indiziati come causa di malattie: i grassi.

In tempi più antichi il cibo più dolce era probabilmente il miele, ma era disponibile raramente e solo in determinati periodi dell'anno. Oggi lo zucchero è dappertutto: cibi confezionati, salmone affumicato, salse da condimento, bibite, pane ecc.

Sembra che nel nostro organismo lo zucchero si comporti come colla versata in un ingranaggio: si appiccica dappertutto.

Lo zucchero si lega alle proteine alterandole e deteriorando la loro funzionalità, in una reazione chiamata *glicazione*.

Anche gli sciroppi ad alto contenuto di fruttosio, per esempio quello di mais, malto e altri cereali hanno un effetto dannoso sull'organismo: innalzano la glicemia e di conseguenza fanno innalzare l'insulina.

Lo zucchero bianco sembra la causa persino dell'ipercolesterolemia (verrebbe da pensare che sia collegata ai grassi, ma si è scoperto che la maggior parte del colesterolo viene prodotto dal fegato e sembra che il fegato prediliga gli zuccheri per produrre colesterolo).

I cereali, come abbiamo visto, hanno perso le loro qualità nutrizionali con la raffinazione e sono rimasti ricchi di zuccheri, quindi non graditi al nostro organismo. I cereali integrali, peró, oltre a conservare le vitamine e i minerali sono ricchi di fibra.

Anche la frutta e le verdure ne contengono, ma abbiamo bisogno di 30-40 g di fibra al giorno e ci sarebbe difficile raggiungere questa quantità solo con frutta, verdura e legumi. Alcuni cereali come l'avena sono ricchi di fibra solubile, che si lega agli zuccheri e ai grassi e aiuta a eliminarli. Altri cereali, per esempio il grano, contengono fibra insolubile, indispensabile per il buon funzionamento dell'intestino. I cereali integrali sono a lento assorbimento, cioè non causano picchi glicemici (hanno un Indice Glicemico basso) e quindi, in quantità moderata, è bene che facciano parte della nostra alimentazione.

Frutta e verdura non dovrebbero mai mancare dalla nostra tavola, sono ricchi di vitamine e minerali, necessari per le varie reazioni che avvengono nel nostro organismo, antiossidanti e fitonutrienti. Si dovrebbero consumare quelle di stagione e possibilmente della nostra zona, perché cominciano a perdere le loro proprietà nutrizionali subito dopo la raccolta, quindi è preferibile che non siano sottoposte a lunghi viaggi.

Le sostanze chimiche impiegate nell'agricoltura possono inquinare il nostro organismo, quindi dovremmo lavare con cura frutta e verdura. Quelle biologiche si dovrebbero poter mangiare senza sbucciarle, ma non è una garanzia assoluta.

La frutta contiene fruttosio, ma viene assorbito più lentamente, cioè non causa un innalzamento significativo dello zucchero nel sangue. Questo è un discorso valido solo per il fruttosio contenuto nella frutta, non per quello estratto dalla frutta e adoperato come dolcificante. Michel Montignac aveva individuato nell'indice glicemico degli alimenti la chiave del sovrappeso e quindi del controllo del peso[3]. Aveva scoperto che il fruttosio ha un indice glicemico molto più basso dello zucchero (20) e abbiamo cominciato a usarlo per addolcire le nostre bevande. Adesso si scopre che il fruttosio ha un potere di glicazione 10 volte superiore allo zucchero. La cosa più saggia da fare rimane sempre quella di non credere ciecamente alle *scoperte* e usare sempre cautela e moderazione.

I legumi sono un'ottima fonte di proteine, ricchi di minerali come calcio e di fibra solubile e insolubile.

Le proteine sono indispensabili per i nostri muscoli. Si è stabilito che abbiamo bisogno di 0,8-1 g di proteine per ogni chilo di peso corporeo, oppure 15% dell'introito calorico giornaliero.

Gli ultimi dati indicano che si possono aumentare fino al 20-25% delle calorie e, se si riducono i carboidrati raffinati, aiutano a ridurre il peso.

La carne rossa è più ricca di acidi grassi saturi, perciò i nutrizionisti consigliano carne bianca, ma anche il pollo è allevato con metodi industriali e i suoi valori nutrizionali sono cambiati. Uno studio inglese afferma che gli acidi grassi Omega 3 sono diminuiti di un terzo e i grassi saturi sono aumentati, quindi sarebbe meglio usare carne rossa da animali allevati a fieno e polli allevati a terra.

[3] Michael Montignac, *Dimagrire per sempre mangiando normalmente* (2012), editore: Hobby and Work Publishing.

Il pesce è una fonte di proteine raccomandata dai nutrizionisti, perché fornisce i grassi Omega 3 EPA e DHA, fondamentali per la salute (contribuiscono ad abbassare il colesterolo, a proteggere il cuore, regolano l'insulina, migliorano il funzionamento dei neuroni). Purtroppo, come per le altre due categorie, anche il pesce viene allevato con mangimi a buon mercato e il contenuto di Omega 3 è sceso molto, a favore degli Omega 6. Quelli pescati contengono più Omega 3, ma vivono in mari inquinati.

Sono da preferire quelli di piccola taglia (verso l'inizio della catena alimentare), perché meno inquinati da mercurio e altri metalli pesanti.

Inoltre è bene preferire quelli che nuotano in superficie, rispetto ai crostacei che vivono verso il fondo (i metalli si depositano).

È bene limitare il pesce di allevamento (anche lo sgombro), cozze e crostacei, perché nutriti con mangimi, quindi non contengono i grassi Omega 3 (che abbassano il colesterolo) ma più che altro grassi nocivi.

Se si consuma pesce di allevamento, è bene preferire pesci allevati in Italia, dove la legislazione è più severa (pesce azzurro, salmone, trota). L'ideale rimane il pesce pescato nel Mediterraneo (merluzzo, nasello, orata, sardina, sgombro, spigola, branzino, trota, salmone ecc.), ricco di Omega 3.

Le uova sono state discriminate per molto tempo, perché contengono un'alta quantità di colesterolo. Negli ultimi anni sono state rivalutate, perché il loro colesterolo è facilmente assimilabile e contengono lecitine, ottimi emulsionanti dei lipidi che aumentano l'attività del colesterolo "buono" HDL e quindi favoriscono il trasporto del colesterolo dalle arterie al fegato. Le uova sono una buona fonte di proteine ad alto valore biologico, a basso costo, contengono minerali come ferro e zinco e vitamine A, D ed E.

Ultimamente sempre più nutrizionisti e altri esperti in dimagrimento le consigliano a colazione.

Alcuni esperimenti hanno evidenziato che mangiare uova produce un aumento del metabolismo basale e di conseguenza una maggiore perdita di peso.

Un esperimento ha messo a confronto due gruppi di donne: in un gruppo le donne mangiavano due uova a colazione, mentre nell'altro gruppo non ne mangiavano. Le donne mangiatrici di uova hanno perso il 65% in più di peso rispetto alle altre. In più hanno avuto una significativa riduzione del girovita, quindi si può dedurre che le uova fanno perdere grasso addominale. Non sono state rilevate differenze significative nei livelli di colesterolo e trigliceridi. Il tuorlo contiene colina, che protegge il fegato, riduce lo stato infiammatorio causato da stress ossidativo e favorisce il dimagrimento. Sarebbe bene consumare uova biologiche: le galline meno stressate producono uova più sane.

La frutta a guscio (noci, mandorle, pinoli ecc.) contengono grassi *buoni* Omega 3, che agiscono come lubrificatori degli ingranaggi metabolici e un consumo moderato ma regolare riduce il rischio di infarto e malattie cardiovascolari.

I grassi sono un altro macronutriente indispensabile per il nostro organismo. I grassi non sono tutti uguali e non sono tutti dannosi.

Ci sono alcuni acidi grassi, per esempio Omega 3 e Omega 6, che sono essenziali, perché il nostro organismo non li può sintetizzare da solo e quindi li dobbiamo introdurre con l'alimentazione.

Gli Omega 3 contribuiscono ad aumentare la termogenesi, che porta a bruciare più grasso. Inoltre riducono il colesterolo cattivo LDL, aumentano il colesterolo buono HDL e leniscono le infiammazioni (che sono alla base di malattie croniche, dall'artrite all'Alzheimer). Gli acidi grassi Omega 3 rendono le cellule più sensibili agli effetti dell'insulina, facilitando l'ingresso del glucosio nelle cellule e riducendo il rischio di insulino-resistenza. Si trova nel pesce come salmone, sgombro, sarde. Anche l'olio d'oliva extra vergine ne è ricco e non deve mai mancare dalla nostra tavola.

Per molto tempo i grassi sono stati messi sotto accusa per l'aumento di peso e per l'aumento del colesterolo. Si è constatato, però, che il colesterolo non dipende essenzialmente dai grassi ingeriti, ma viene prodotto per la maggior parte dal fegato, specialmente in risposta all'eccesso di carboidrati.

<u>Approfondimento</u>: I formaggi e i latticini

I formaggi e i latticini sono ricchi di grassi saturi. I formaggi fusi (formaggini e sottilette), sono ottenuti con sali di fusione costituiti da citrati e polifosfati (E452).

I polifosfati sottraggono calcio all'organismo, anziché darglielo (come un formaggio dovrebbe fare). I formaggi light hanno calorie vuote, che lasciano presto un senso di fame. Con la diminuzione della quantità di grasso aumenta la quantità degli zuccheri, che fanno innalzare l'indice glicemico del prodotto e il conseguente rilascio di insulina.

Il Grana è fatto con latte parzialmente scremato.

La mozzarella non è magra come si pensa normalmente, e fa ingrassare come tutti gli altri formaggi.

La ricotta viene fatta con il siero del latte, dopo la preparazione del formaggio, quindi è più magra.

I caprini contengono grassi migliori di quelli del latte di mucca, ma è sbagliato pensare che non ne contengano affatto.

Recenti studi hanno dimostrato che le muffe dei formaggi erborinati potrebbero controllare l'assimilazione del colesterolo e avere un ruolo preventivo nelle malattie metaboliche.

I grassi saturi (di origine animale) vanno limitati, ma ancora più dannosi per la salute sono gli oli idrogenati, che devono essere eliminati dalla nostra alimentazione. La margarina è fatta di grasso idrogenato e fa molto più male del burro. I grassi idrogenati provocano infiammazione e riducono la funzionalità dell'insulina. Anche una minima dose di un alimento che il nostro corpo non conosce e rifiuta risulta nociva.

I grassi idrogenati e saturi aumentano il rischio di tumori, fungono da segnali molecolari anomali, rendono l'azione dell'insulina meno efficace e contribuiscono a farci ingrassare.

Si trovano specialmente nei cibi industriali, perciò la cosa migliore da fare è scegliere cibi semplici e freschi. Se si consumano cibi confezionati, leggere attentamente le etichette: più l'elenco degli ingredienti è lungo, con termini poco comprensibili, più quel cibo è malsano e bisogna lasciarlo dov'è, e forse rifiutare in massa i cibi malsani aumenterà l'offerta di quelli più salutari.

L'alcol è calorico e rallenta la velocità con cui i grassi vengono bruciati.

Una bevanda gassata contiene almeno 150 calorie. Se se ne beve una al giorno si assumono 55.000 calorie all'anno, che si traducono in un aumento di peso di 7 kg. Inoltre le bevande gassate sottraggono calcio all'organismo e rovinano lo smalto dei denti. Le bevande light, addolcite con aspartame o altri dolcificanti di sintesi, sono sospettate come sostanze cancerogene. Tutte, comunque, contengono calorie vuote che il corpo non riconosce, non si accorge di assumerle, quindi il cervello non invia il segnale di sazietà.

Curiositá: il latte e il formaggio

Si pensa che il latte e il formaggio siano importanti nell'alimentazione per il contenuto di calcio, ma esistono pareri controversi. La prova: nelle aree del pianeta dove non si assume latte l'osteoporosi è sconosciuta. Il sesamo, infatti, è una fonte di calcio di gran lunga più efficace dei latticini (950 mg per 100 g). Il calcio del sesamo entra più in profondità e raggiunge l'interno dell'osso, a differenza del calcio del latte. In più è ricco di grassi mono e polinsaturi, aminoacidi essenziali e minerali. Si può consumare sotto forma di salsa tahin, gomasio oppure olio.

6.2 - Mangiare poco

Alcuni studiosi sostengono che la chiave della longevità e del benessere è la riduzione delle calorie ingerite. Già negli anni '30 gli scienziati hanno intuito che un'alimentazione ipocalorica e ipernutriente allungava la vita dei topi. Negli esperimenti la riduzione delle calorie avveniva in modo graduale e allo stesso tempo migliorava la qualità nutrizionale del cibo.

Nel 1989 è stato svolto un esperimento per approfondire i processi d'invecchiamento nell'essere umano.

E' stato svolto uno studio ventennale sulle scimmie, le quali condividono con noi la stragrande maggioranza dei processi biochimici e sono quasi identiche all'uomo sul piano genetico.

L'aspettativa di vita delle scimmie è di 30-40 anni, e questo ha reso l'esperimento fattibile.

I parametri scelti sono stati la morte e la presenza di malattie croniche degenerative. Le scimmie sono state divise in due gruppi: a un gruppo le calorie venivano ridotte di un 10% al mese, arrivando al 30% in meno, mentre l'altro gruppo si nutriva normalmente. A distanza di 20 anni solo il 50% delle scimmie che si nutrivano normalmente sono sopravvissute, contro l'80% delle scimmie a regime controllato. Inoltre in questo gruppo sono scomparsi diabete, cancro, malattie cardiache, atrofia cerebrale ecc.

Gli scienziati sono arrivati quindi alla conclusione che la restrizione calorica ci rende più efficienti, mantiene la nostra macchina metabolica più sana e previene le malattie più gravi.

Okinawa, l'isola più povera del Giappone (dove si mangia poco), è la parte del mondo con la percentuale più alta di ultracentenari.

Alcuni studiosi del dimagrimento suggeriscono un semi-digiuno (di circa 500 calorie al giorno), inizialmente due volte alla settimana e, una volta raggiunto il peso desiderato, solo una volta a settimana. Questo dovrebbe "confondere" il metabolismo e farlo lavorare di più.

Altri suggeriscono di riempire lo stomaco solo all'80%,

un'usanza che in Giappone esiste fin dall'antichità. In questo modo non ci si sente mai appesantiti, non si hanno problemi di digestione, non si accumula peso superfluo e si vive meglio. Non è facile capire quanto è l'80% della capienza dello stomaco, quindi suggeriscono di occupare il 20% con una sostanza a base di fibre, che oltretutto rallentano il passaggio degli zuccheri nel sangue e l'assorbimento dei grassi. Un cucchiaio di psillio, per esempio, sciolto in un bicchiere di acqua prende all'incirca il 20% della capacità dello stomaco.

6.3 Gli espansori alimentari

Lisa Lillien (creatrice del sito HungryGirl.com, molto conosciuta negli Stati Uniti), aveva sempre avuto problemi di peso, era sempre a dieta e perennemente affamata. Di qui la sua auto definizione *Hungry Girl* [*Ragazza Affamata*].

Nel tentativo di arginare questo problema ha capito che le porzioni piccole comunicano un messaggio al nostro cervello che farà boicottare la dieta. Le porzioni piccole non daranno mai soddisfazione, perché psicologicamente il nostro cervello sa che lì non ci sarà abbastanza nutrimento e resterà deluso, spingendoci a mangiare sempre di più.

Ecco perché Lisa ha inventato gli *espansori alimentari*, cioè integrare il piatto con altri ingredienti, ricchi di acqua e fibra e poco calorici. In questo modo realizza piatti abbondanti, che appagano, con un contenuto basso di calorie. Con questa sua idea è diventata famosa, ha un programma televisivo di successo e ha aiutato tantissime persone a perdere peso senza lottare con la fame.

Ecco alcuni esempi di espansori alimentari:

- ✓ **Il cavolfiore** è un ottimo espansore della pasta, perché ha una consistenza che appaga e prende il sapore degli ingredienti che gli stanno attorno. Per esempio si può aggiungere in una pasta ai formaggi e si avrà un piatto abbondante, senza quasi aggiungere calorie.
- ✓ **Le melanzane** al forno possono integrare gli strati di lasagne e si potrà consumare una bella fetta senza aumentare molto le calorie. Le melanzane assorbono il sapore del sugo e del formaggio e il piatto sarà delizioso.
- ✓ **I funghi** Portobello sono gustosi e hanno una consistenza carnosa e aggiunti alla carne permetteranno di ridurne la quantità, con meno grassi saturi e meno calorie.

  Il ragù di carne può essere *allungato* con un trito di funghi, senza perdere sapore. I funghi sono ottimi anche per diluire l'impasto per un buonissimo polpettone, insieme a carne, pangrattato e profumi.
- ✓ **Gli zucchini** sono un altro espansore molto versatile: si possono aggiungere all'impasto per i muffin riducendo la quantità di farina (molto più ricca di zuccheri e di

calorie), oppure si possono aggiungere a una pasta al curry, o con gamberetti (tagliate a julienne, eventualmente anche con carote).

Nelle torte in polvere già pronte si devono aggiungere grassi e altri ingredienti calorici: Lisa suggerisce di sostituire questi ingredienti con acqua gassata e il risultato sarà più o meno uguale.

✓ **Lo yogurt** greco sostituisce benissimo la panna per dare cremosità a una zuppa. Inoltre con un po' di frutta matura e un trito di noci o nocciole può costituire un ottimo dessert salutare.

✓ **La zucca** sostituisce la patata in zuppe con cavolo e carote, e ha un indice glicemico più basso e quindi è più adatta per le diete.

✓ **La quinoa** contiene molte proteine e fibra e ha meno zuccheri della pasta.

Saper scegliere il piatto giusto aiuta a dimagrire senza avere l'impressione di essere sempre a dieta.

6.4 - Il piatto perfetto

L'attuale First Lady degli Stati Uniti Michelle Obama è impegnata nella lotta all'obesità e ha elaborato un modello di piatto salutare in collaborazione con la School of Public Health dell'Università di Harvard, sulla base di un'ampia revisione della più recente letteratura scientifica, come guida nelle mense scolastiche.

Immaginando un piatto di medie dimensioni, si dovrebbe tracciare una riga in mezzo e riempire una metà di verdura. L'altra metà si dovrebbe dividere a sua volta in due: in una parte si devono mettere le proteine e nell'altra metà i carboidrati. A questi cibi si deve aggiungere una piccola quantità di grassi *buoni* (olio d'oliva, avocado), un frutto e acqua a volontà.

In sostanza mangiare molte verdure, piccole dosi di cereali integrali, proteine di alta qualità a ogni pasto, oli sani e acqua. Si devono eliminare o limitare gli zuccheri, i carboidrati raffinati, le patate, i dolci, le bevande, le carni processate, i succhi di frutta, il latte e i derivati. Non contano le calorie, ma i giusti rapporti tra i principali macronutrienti.

6.5 - Bere acqua

Siamo fatti per il 50-70% di acqua (varia in base a fattori come sesso ed età). Sembra che il cervello contenga il 90% di acqua ed è per questo, probabilmente, che riesce a trasmettere le informazioni a tutti gli organi del corpo con una velocità strabiliante. Le cellule non si toccano tra di loro, ma nuotano in un liquido. Esiste un tipo di liquido all'interno della cellula e uno all'esterno. Lo scambio tra le due parti purifica la cellula e la aiuta a funzionare correttamente. Quando non beviamo, le cellule si intossicano, i neurotrasmettitori si disidratano e non riescono più a inviare correttamente i messaggi, compreso quello della sete.

Quando la membrana di una cellula non è idratata, il corpo scatena un meccanismo di difesa e la membrana si riveste di una pellicola protettiva fatta di colesterolo, che le impedisce di seccarsi. Con la disidratazione, quindi, il colesterolo aumenta. E' stato dimostrato che con un'adeguata idratazione il livello di colesterolo diminuisce nel giro di 21 giorni. Le cellule disidratate sono soggette a mutazione e possono generare il cancro.

L'acqua è un solvente per molte sostanze di scarto del metabolismo e aiuta a depurare l'organismo, rende possibile una serie di reazioni chimiche e mantiene la temperatura corporea. Bevendo recuperiamo i liquidi vitali che disperdiamo attraverso il sudore, l'urina o il fiato.

Certi cibi come le proteine, specialmente animali, e il caffè rendono il sangue più acido e l'acqua lava via le tossine dal nostro organismo.

L'acqua serve anche alle cartilagini e alle ossa, oppure per la digestione. Il sangue è implicato nella digestione e deve essere idratato, altrimenti si ispessisce e per idratarsi sottrae acqua agli organi vitali. Per questo è bene bere un bicchiere d'acqua mezz'ora prima di mangiare.

In Giappone esiste fin da tempi antichi l'usanza di bere appena svegli. Secondo lo yogi Cameron Alborzian l'acqua tiepida aiuta il nostro corpo a risvegliarsi dolcemente, come se ricevesse un massaggio benefico. Per dimagrire sembra che sia da preferire l'acqua fredda, perché il nostro organismo consuma alcune calorie per riscaldarla alla temperatura del corpo. Volendo si possono aggiungere dei profumi per renderla più appetibile, per esempio fettine di limone, lime, cetriolo o zenzero, che aggiungono anche un po' di nutrienti.

Si deve bere spesso, a piccoli sorsi. Secondo Margherita Enrico[4] c'è una formula per calcolare quanta acqua dobbiamo bere: la nostra altezza in centimetri più il peso in chilogrammi, diviso 100.

Per esempio una persona alta 1,70 m che pesa 70 kg dovrebbe bere 2,4 litri di acqua al giorno, che corrisponde più o meno a quello che raccomandano i nutrizionisti (1,5-2 litri).

---

[4] Margherita Enrico, *Come ridurre etá biologica, peso e stress* (2013), editore: Sperling & Kupfer.

Ovviamente la quantità varia per chi fa molta attività fisica e suda, oppure per altri fattori come la stagione.

La quantità di acqua che beviamo può influenzare l'esito di una dieta dimagrante: una dieta deve far bruciare calorie, ma anche far eliminare le scorie nocive, altrimenti il loro accumulo finisce per interrompere la combustione, come accade con il caminetto in cui la cenere non tolta soffoca il fuoco e lo fa spegnere[5].

6.6 - Fare esercizio fisico

La cura del corpo, della mente e dello spirito ha l'obiettivo di sviluppare delle risorse interne, che sono alla base del mantenimento e miglioramento della salute. Il nostro corpo è una struttura indispensabile per lo svolgimento di tutte le nostre attività. Si è evoluto nel corso di milioni di anni in un continuo movimento e sta bene solo se può fare regolarmente ciò che è predisposto a fare: muoversi.

I nostri antenati potevano contare solo sull'efficienza fisica per poter sopravvivere e quindi erano costretti a muoversi per procurarsi il sostentamento, tutti i giorni, in ogni stagione.

Star bene non significa non soffrire di dolori, ma percepire quella sensazione di benessere che solo un corpo in forma e pieno di vitalità ci può dare. Per questo è necessario

---

[5] Pierre Dukan, *La dieta Dukan* (2011), editore: Sperling & Kupfer.

mantenere il nostro corpo allenato e sollecitato a reagire contro il processo entropico che conduce al decadimento.

L'esercizio fisico fa aumentare la massa muscolare e attiva il metabolismo basale (il consumo di calorie a riposo). Secondo il Dott. Filippo Ongaro[6] se corriamo per un'ora al giorno non consumiamo più di 400-500 calorie (quanto un piatto di pasta al sugo). Se però aumentiamo la massa muscolare il nostro metabolismo basale aumenta anche di poche decine di calorie all'ora, che in 24 ore si tradurranno in un consumo di 1.000 calorie, senza fare niente.

Per i principianti non è consigliato fare lunghe sedute, ma spezzare per esempio 30 minuti in 3 mini sessioni di allenamento da 10 minuti, poi 3 da 15 minuti. Gli adulti dovrebbero fare almeno 30 minuti di aerobica al giorno e due sedute di attività muscolare (pesi, corpo libero, elastici ecc.) alla settimana.

L'attività fisica dà molti benefici: aumenta la longevità e l'autonomia funzionale, riduce l'incidenza di malattie cardiovascolari, fa abbassare l'ipertensione e il colesterolo, previene l'insulino-resistenza, il diabete di tipo 2, la sindrome metabolica, protegge le ossa e previene l'osteoporosi, migliora l'umore, le capacità cognitive, previene la depressione, l'ansia e l'insonnia (una medicina miracolosa, senza effetti collaterali).

---

[6] Filippo Ongaro, *Mangia che dimagrisci* (2012), editore: Edizioni PIEMME.

Un'attività aerobica di moderata intensità è quella in cui aumenta la frequenza cardiaca, provoca una sudorazione, ma permette ancora di parlare piuttosto agevolmente.

Camminare è una fantastica attività aerobica, perché può essere praticata da chiunque, a tutte le età, in qualsiasi posto e richiede un abbigliamento minimo (un buon paio di scarpe, che durano parecchio).

Può integrarsi perfettamente nel quotidiano, in qualunque momento.

Camminare stimola il maggior numero di muscoli: quadricipiti, tibiali, posteriori, addominali e polpacci.

È un'attività fluida e ininterrotta, a differenza di altri sport come il tennis, che rallenta il ritmo quando si aspetta la palla.

Camminando si sollecitano in modo ottimale gli apparati respiratorio, circolatorio e muscolo-scheletrico. Inoltre ha effetti positivi sulla salute mentale, perché induce un'alta secrezione di endorfine e serotonina, e quindi riduce il bisogno di cercare rifugio nel piacere prodotto dal cibo.

Qualsiasi attività motoria anche non programmata (tagliare l'erba del prato) se fatta a buon ritmo fa attivare il nostro metabolismo, e mano a mano che il corpo risponde positivamente all'esercizio fisico si deve aumentare l'intensità.

Attivare un certo gruppo muscolare non fa bruciare grasso in quella zona (per esempio addominali), ma tonifica e sviluppa i muscoli. Se si ha la pancetta, per esempio, sembra più utile cercare di riattivare la circolazione locale in modo da permettere che quel grasso venga utilizzato a scopo energetico (sauna, bagno turco, massaggi ecc.).

Sudare non equivale a perdere grasso, ma liquidi. Il calore è un vasodilatatore e stimola la circolazione a livello cutaneo e sottocutaneo.

La cura del corpo deve essere costante e consapevole. Non serve iscriversi in palestra solo perché fa tendenza.

Molto utili sotto il profilo cardiovascolare sono le discipline come ginnastica a corpo libero, karate, judo, aikido (discipline che danno un allenamento completo), pilates o yoga associati a esercizi aerobici.

Il Thai Chi è una tecnica che consente di arrivare in poco tempo a un ottimo equilibrio psicofisico, attraverso la coordinazione tra movimento, respirazione e concentrazione mentale.

Lo yoga è una pratica accessibile a tutti, a tutte le età. Non richiede attrezzature e si può praticare dovunque.

E' una disciplina che migliora la flessibilità delle articolazioni e la mobilità del corpo, ancora più utile in abbinamento ad altri tipi di attività fisica.

Nello yoga si dà grande spazio alla respirazione, sia con il torace che con l'addome, che aiuta a ossigenare il corpo e a drenare le tossine (la respirazione è come un massaggio agli organi interni).

Insieme con certe posizioni da assumere, partecipano allo svuotamento della mente da stress, ansia e attacchi di panico.

Ha un'azione calmante, rilassante, che facilita il sonno. Inoltre mantiene elastica la colonna vertebrale e mantiene l'equilibrio, che con l'avanzare dell'età comincia a vacillare. Meno stress e più serenità contribuiscono ad allontanare la fame emotiva.

Dobbiamo diffidare dall'attività ginnica che dà troppa importanza ad attrezzature particolari o alle coreografie e non dobbiamo usare l'attività fisica per perdere peso velocemente: dobbiamo essere prudenti e costanti, non solo in prossimità della bella stagione e della prova costume.

L'attività aerobica richiede uno sforzo minimo, ma prolungato. Fa aumentare il volume del muscolo cardiaco (più forte e più elastico), rallenta il battito cardiaco, fa abbassare la pressione arteriosa e il colesterolo, rende più efficiente la respirazione e la circolazione sanguigna, aumenta la produzione e la circolazione delle cellule immunitarie e aiuta il controllo del peso corporeo.

Sono considerate attività aerobiche la corsa, il nuoto, andare in bicicletta o fare ginnastica, tutte attività che permettono di riconnettersi con se stessi attraverso il silenzio (in Psicologia è chiamata *meditazione dinamica*).

E' importante definire la propria soglia aerobica, per confinare lo sforzo all'interno di una soglia di sicurezza per il Sistema Cardiovascolare.

Come accade per l'alimentazione, il nostro organismo si abitua anche all'esercizio fisico, per cui con la routine perde di efficacia. Chris Powell sostiene che se si alterna l'intensità si ottengono risultati più in fretta e il corpo continua a bruciare grasso molte ore dopo che l'attività fisica finisce[7]. Per esempio una camminata dovrebbe essere così distribuita: 2 minuti a ritmo normale, 3 minuti a ritmo svelto e 1 minuto il più veloce possibile, per un totale di 6 minuti. Si dovrebbero fare alcuni cicli, aumentando progressivamente, fino ad arrivare ad almeno 5 cicli. Se non si ha molto tempo, va bene anche dividerli in due sessioni.

Anche gli esercizi di resistenza (addominali, flessioni, squats) vanno combinati sempre in modo diverso (una volta più flessioni, una volta più squats ecc.), sempre per *confondere* il corpo e impedirgli di correre ai ripari per risparmiare energia e quindi grasso corporeo.

Inoltre è importante bere acqua prima, durante e dopo l'esercizio.

Inizialmente può sembrare faticoso, ma se siamo consapevoli dei benefici che il movimento produce sul nostro organismo e sul nostro umore, diventerà un'abitudine di cui non potremo fare a meno. In più, a parità di peso, un corpo allenato e muscoloso appare più giovane e bello.

Prima di cominciare l'attività fisica è bene fare un controllo medico per escludere controindicazioni.

---

[7] Chris Powell, *Choose to Loose: The 7-Day Carb Cycle Solution* (2013), editore: Hyperion.

6.7 - Calcolate la vostra zona aerobica

Perchè l'attività fisica dia i risultati desiderati bisogna alzare il battito cardiaco (da calcolare in base all'età e al sesso) e mantenerlo alto per il periodo degli esercizi.

Sembra che 30 minuti di esercizio nella propria zona aerobica siano un valido aiuto per bruciare i grassi.

Per trovare la propria zona aerobica si deve fare questo calcolo:

220 - l'età = frequenza cardiaca massima espressa in battiti per minuto (b.p.m.)

Per esempio una persona di 30 anni avrà:

220 - 30 = 190 b.p.m., che è la frequenza cardiaca massima (f.c.m.).

Per un lavoro ottimale dell'apparato cardiovascolare e un maggiore consumo di grassi bisogna esercitarsi fra il 65% e l'80% della frequenza cardiaca massima.

Abbiamo visto che la f.c.m. del trentenne é di 190 b.p.m., quindi il 65% di 190 é di 114 b.p.m. (soglia d'inizio) e l'80% è di 152 b.p.m. (soglia limite).

Quindi la zona aerobica del trentenne é compresa tra 114 e 152 battiti per minuto.

Al 50% è la zona del riscaldamento, al 60-70% è la zona che fa bruciare i grassi e a 70-80% è la zona che rinforza il cuore.

Camminare è considerato un esercizio aerobico indicato per migliorare la salute in generale e aiuta anche a perdere peso.

Anche fare jogging è un'attività aerobica, al 60-70% della f.c.m. Con questa zona aerobica migliorano le funzionalità del cuore e le capacità delle cellule muscolari di sfruttare l'ossigeno.

Questa è chiamata zona *dimagrante* perché la principale fonte energetica per l'organismo è costituita dal grasso. Per avere dei buoni risultati, l'esercizio deve durare almeno 30 minuti consecutivi.

La corsa, al 70-80% della f.c.m. è principalmente aerobica, chiamata zona *cardio* perché porta miglioramenti all'apparato cardiovascolare e cardiorespiratorio e migliora la forza muscolare.

In questa zona il corpo brucia meno glucosio e una parte viene immagazzinata sotto forma di grasso per preservare l'energia e la resistenza nella corsa.

Per conoscere la propria zona di frequenza cardiaca più facilmente eliminando le incertezze può essere utile un cardiofrequenzimetro, che misura anche altri valori, per esempio le calorie bruciate.

6.8 - Dormire a sufficienza

Il sonno è uno dei bisogni primari fondamentali per la sopravvivenza. Per milioni di anni le ore di sonno erano regolate dall'alternarsi della luce e del buio, quindi le ore di sonno andavano da 7 a 14 ore, a seconda delle stagioni. Con l'introduzione della corrente elettrica e con l'ampliamento delle attività lavorative e ricreative alle ore notturne le ore dedicate al riposo sono diminuite drasticamente.

Già nel 2007 l'OMS ha classificato il lavoro notturno come probabile cancerogeno perché sfasa i ritmi circadiani.

La ricerca scientifica ha dimostrato che il sonno è una componente essenziale della salute fisica e mentale della stessa importanza dell'alimentazione corretta e dell'attività fisica.

Se le ore di sonno scendono sotto una certa soglia, aumentano gli incidenti stradali e lavorativi, la depressione, le malattie cardiovascolari, il diabete e l'obesità.

Molte alterazioni dello stato di salute attribuite a intolleranze o allergie, così come miglioramenti attribuiti a farmaci, dipendono in buona parte dalle modifiche del proprio ritmo sonno-veglia e dalla durata e qualità del sonno.

Il nostro stile di vita e l'eccessiva esposizione alla luce artificiale ha alterato i ritmi circadiani, che hanno regolato la vita dalle origini fino a qualche decennio fa. Di conseguenza ha alterato anche la produzione della melatonina, l'ormone del sonno, causando difficoltà nell'addormentarsi e alterando la normale fisiologia di tutti i processi metabolici. Ogni alterazione dell'equilibrio ormonale, al quale il nostro corpo si è abituato per milioni di anni, determina effetti di disturbo dell'equilibrio di tutto l'organismo, con conseguenti alterazioni dello stato dell'umore, dell'atteggiamento mentale e del comportamento e genera stress, che a sua volta altera il ritmo sonno-veglio, causando un circolo vizioso.

La fase REM, quella in cui si sogna, è la più rigenerante, perché ci consente un completo distacco dalla realtà e fa riposare in modo profondo la mente e l'organismo.

Fa incontrare il nostro conscio e subconscio mentale per ritrovare un nuovo equilibrio psico-fisico.

E' la fase che permette una vera pulizia mentale, perché la mente e il corpo si isolano completamente dagli stimoli esterni.

Se non viviamo profondamente questa fase non riposiamo bene e ci svegliamo stanchi. Una quantità maggiore di sonno in fase REM abbassa la frequenza cardiaca e la temperatura corporea.

Durante la notte negli strati più profondi nascono nuove cellule della pelle, capelli e unghie (ma ci vogliono due-tre settimane perché arrivino in superficie). Le notti insonni potrebbero non avere effetti visibili subito, ma nel tempo porteranno a colorito spento, capelli opachi, unghie deboli.

Studi affermano che un buon sonno migliora la capacità di adattamento a livello mentale ed emotivo, mentre la mancanza di sonno cronica predispone a pensieri negativi e crea vulnerabilità emotiva.

Durante il sonno si raddoppia il ritmo con cui le cellule si riproducono. Specialmente nelle prime ore di sonno viene rilasciato l'ormone della crescita, che stimola il rilascio di quasi tutte le altre sostanze chimiche essenziali per muscoli, tendini e per prevenire lesioni e ferite, ma ciò che ci interessa nello specifico è che l'ormone della crescita fa bruciare i grassi mentre dormiamo. Se dormiamo male l'insulina non riesce a convogliare i carboidrati verso i muscoli e si convertono in grasso. Inoltre la mancanza di sonno altera i livelli di melatonina, l'ormone che regola il ciclo sonno-veglia, fa aumentare il cortisolo e ci rende meno attivi e quindi più grassi.

Il buon sonno esige alcune regole, per esempio:

- ✓ Evitare caffè, alcol, sigarette e attività fisica nelle due-tre ore precedenti all'ora in cui si va a dormire.
- ✓ Rispettare l'orario in cui si va a letto e ci si alza, anche nel weekend.
- ✓ Fare un pasto serale leggero e consumarlo due-tre ore prima di andare a letto. Allo stesso tempo non è indicato andare a dormire troppo vuoti, perché nella notte potrebbero scendere troppo gli zuccheri nel sangue e disturbare il sonno. Per evitare che ciò accada, Tim Ferriss suggerisce di prendere uno-due

cucchiai di olio di semi di lino oppure burro di mandorle circa mezz'ora prima di andare a dormire[8].

✓ Nell'ora precedente al sonno evitare di usare televisione e computer. Meglio leggere un libro, ma non troppo coinvolgente.

✓ La stanza in cui si dorme deve essere fresca (18-21°C) e non dovremmo tenere nella stanza sveglie o altri apparecchi che emanano luce. Dormire nudi abbassa la temperatura corporea e facilita il sonno. Tim Ferriss propone anche un bagno molto freddo la sera, che dà un torpore e facilita il sonno.

Secondo il dottor Bryce Wylde[9] mezz'ora prima di andare a dormire potrebbe essere utile un frullato con mezza tazza di semi di zucca, mezza tazza di latte scremato e un po' di miele. I semi macinati e il latte contengono triptofano, che stimola il rilascio di serotonina, un precursore della melatonina, l'ormone del sonno.

Anche un integratore di bacopa monnieri oppure di astragalo può essere utile, perché sono sostanze che riducono l'ansia e sono adattogene per quanto riguarda lo stress.

---

[8] Timothy Ferris, *4 Ore alla Settimana per il Tuo Corpo* (2011), editore: Cairo Editore.

[9] Bryce Wylde, *Wylde on Health: Your Besto Choices in the World of Natural Health* (2012), editore: Random House Canada.

6.9 - Diminuire lo stress

Lo stress di per sé non è una cosa cattiva, perché è un insieme di reazioni biochimiche e neurologiche, che permettono di reagire nel modo migliore di fronte a un pericolo imminente, il cosiddetto *lotta o scappa* (*fight or flight*). Vivere in una condizione di stress cronico, però, altera il metabolismo e il cortisolo stimola l'accumulo di grasso.

È necessario interrompere il flusso di informazioni caotiche, prendere tempo, fare qualche respiro profondo e riguadagnare controllo prima di reagire.

L'ansia può essere causata anche da un calo si serotonina e si può ovviare introducendo nella nostra alimentazione cibi ricchi di triptofano, per esempio carne, gamberetti, semi di zucca. Il magnesio e la vitamina B6 hanno un effetto calmante e l'alga Nori oppure i semi di sesamo ne sono ricchi.

Non possiamo evitare lo stress che la società moderna comporta, ma possiamo controllare il nostro comportamento per diminuirne i livelli e per adattarci meglio.

Un errore che molti fanno è quello di prendersi troppi impegni, che diventano difficili da gestire, aumentando lo stress. È molto meglio dedicarsi a un impegno alla volta: contrariamente a quello che si crede, fa guadagnare tempo e migliora la qualità del nostro operato.

Ogni tanto dobbiamo fare le pulizie anche per quanto riguarda le nostre abitudini e cercare di disfarci da ciò che non serve.

Programmare bene la giornata e individuare i tempi morti è l'unico modo per guadagnare tempo, ma dobbiamo avere bene in mente che cosa vogliamo fare con il tempo recuperato. Non deve essere produttivo a tutti i costi, qualche volta anche oziare ci fa bene (purchè l'ozio arrivi dopo aver dato il meglio e non si protragga troppo, altrimenti diventa pigrizia).

Dobbiamo imparare a dare la precedenza agli impegni in ordine di urgenza e di importanza ed evitare di procrastinare. Ogni volta che ci ricordiamo che dobbiamo risolvere *quel* problema avremo un po' di stress: meglio liberarsene al più presto.

Dobbiamo prenderla con filosofia, non dobbiamo preoccuparci continuamente della nostra insoddisfazione. Quando pensiamo a tutto quello che può andare male, la nostra mente comincia a confondere i pensieri con la realtà, specialmente quando vengono coinvolte le emozioni.

La logica porta da A a B. L'immaginazione porta dappertutto (A. Einstein)

Stare a contatto con la natura ha sempre un effetto rigenerante. La nostra mente si è evoluta a contatto con suoni naturali (pioggia, ruscelli, cinguettii) e non gradisce i rumori prodotti dalle attività dell'uomo, per esempio quello del traffico cittadino. Anche la totale assenza di suoni è una situazione anomala per la nostra mente.

Prendersi brevissimi intervalli di pausa da inserire con regolarità nelle ore di lavoro aiuta a spezzare il flusso dello stress (pochi secondi o al massimo qualche minuto in cui interrompiamo consapevolmente ciò che stiamo facendo e spostiamo l'attenzione su ricordi o immagini rilassanti, sulla respirazione, sul rilassamento dei muscoli, oppure ci alziamo per prendere una boccata d'aria o bere un sorso d'acqua).

Sorridere di più aiuta anche noi stessi. Il primo fattore che fa innescare una risposta da stress in una persona è la percezione inconscia di pericolo che spesso è trasmessa dal volto degli altri. C'è una stretta relazione tra espressione del volto e stato d'animo, cosciente o incosciente. Il viso è in grado di assumere moltissime espressioni che riflettono lo stato d'animo e noi siamo portati a replicare gli stessi stati d'animo. Un sorriso e un volto amichevole faranno abbassare le barriere difensive negli altri. Quando andiamo allo sportello, se l'impiegato ci accoglie con un "Dica!" minaccioso ci indispone e ci fa chiudere in noi stessi, mentre un "Buongiorno!" con un sorriso ci predispone al sorriso e alla positività. Lo stesso possiamo fare noi verso gli altri.

La sera, prima di coricarci, dobbiamo usare qualche tecnica di rilassamento, ascoltare musica rilassante, visualizzare posti tranquilli o fare qualsiasi cosa che ci faccia liberare dalle tensioni e ci predisponga al riposo notturno.

6.10 - Curate la sfera psico-sociale

Per mantenere o accrescere i nostri muscoli dobbiamo sollecitarli. Allo stesso modo anche la nostra mente ha bisogno di continue stimolazioni per mantenersi vitale: affrontare nuove situazioni, ricercare nuove sfide, fare dei cambiamenti, destrutturare abitudini e rituali che non hanno senso, praticare attività interessanti, guardare la realtà con senso critico.

Sembra che avere amici fa vivere di più, forse perché l'appartenenza a una comunità dà un senso di protezione. Con gli amici si ha la possibilità di confrontarsi, di scambiarsi le esperienze e di distrarsi, allentando la tensione.

La ricetta di Dale Carnegie[10] per trovare amici è interessarsi agli altri: *Possiamo farci più amici in due mesi interessandoci agli altri, che in due anni cercando di interessare gli altri a noi.*

Spesso continuiamo a vivere nel passato, schiacciati da rimorsi e rimpianti, che tolgono energia al presente. È bene fare tesoro dell'insegnamento che ci hanno dato i nostri sbagli e ritornare ad affrontare la vita con coraggio ed entusiasmo.

Vivere nel futuro è un altro modo per farsi scappare il presente.

Sognare è bello e necessario, ma restare aggrappati alle proprie aspettative mette un limite e ci fa vivere in funzione

---

[10] Dale Carnegie, *Come Trattare gli Altri e Farseli Amici* (2013), editore: Bompiani.

della riuscita di piani collocati lontano dal presente (*"Se"*
riuscirò a fare questo, sarò felice). Spesso una volta raggiunto
l'obiettivo ci accorgiamo che ci manca qualcos'altro.

Carpe diem. Si ricorre spesso alla citazione di Orazio intesa
come se dovessimo arraffare tutto quello che la vita offre, ma
più che altro è un'esortazione alla consapevolezza, cioè a
concentrarci sul presente, sulle gioie che ci circondano in ogni
istante e che noi perdiamo perché oppressi dalle ansie per il
futuro. Il futuro non è quasi mai come ce lo immaginiamo,
perciò è molto meglio cercare di essere felici per quello che
abbiamo adesso. In fondo abbiamo tanti motivi per cui essere
grati.

Le compagnie possono avere una grande influenza su di noi e
dobbiamo essere selettivi, evitare le persone negative, che ci
trascinano in basso. Gli amici devono aiutarci a tirare fuori il
meglio di noi stessi.

Siamo sempre spinti dal desiderio di realizzare qualcosa e
non ci fermiamo mai per guardare indietro e per congratularci
con noi stessi per quello che abbiamo già fatto. L'autostima
non è una dote innata, è il risultato di un lungo percorso
graduale. Dale Carnegie scrive: *La felicità non dipende da chi
sei o da cosa hai, ma da cosa pensi*.

Esplorare continuamente il mondo che ci circonda è un modo
per sentirci vivi e per crescere spiritualmente. L'uomo si è
evoluto perché ha elaborato continuamente la propria
esperienza, inviando stimoli al cervello e protraendosi verso il

futuro. La quantità di stimoli da elaborare creerà nuove connessioni nervose, che ci permetteranno una migliore conoscenza di noi stessi e un migliore adattamento all'ambiente in continuo cambiamento. La nostra salute psico-fisica dipende dalla nostra flessibilità nell'adattarci all'ambiente.

6.11 - Smettete di fumare

Il fumo è una cattiva abitudine da eliminare. In passato, quando molti hanno cominciato a fumare, non c'era l'informazione che c'è adesso sui danni che fa alla salute. C'erano persino le pubblicità alle sigarette in televisione. Adesso si parla ampiamente di quanto il fumo sia nocivo: polmoni pieni di catrame, indurimento del muscolo cardiaco e dei vasi sanguigni, denti ingialliti e che sembrano asfaltati dalla parte interna, pelle raggrinzita, rughe, alito cattivo, solo per citare le conseguenze più evidenti e meno gravi, e poi esistono i danni da fumo passivo.

Non si può non sapere che il fumo fa male, c'è scritto persino sui pacchetti, eppure ho visto ancora medici che fumano, persone fumare camminando nel parco e accanto a bambini e animali domestici (pensate forse che il cane, con il suo olfatto, non soffra per le sigarette?).

Esiste una categoria di fumatori che si considera *non fumatore* perchè fuma una o due sigarette al giorno.

Non fumare significa *Non fumare*, non *Fumare poco*.

Anche 1 o 2 sigarette al giorno fanno male. Se una sostanza fa male non si deve consumare neanche in piccole quantità, perché gli effetti dannosi sono cumulabili.

Esistono sostanze dannose che prese in moderate quantitá si sono dimostrate addirittura benefiche, come il caffé e l'alchool: le sigarette non sono tra queste.

C'è poi chi smette di fumare, salvo fumarsi una sigaretta ogni tanto. Questa condizione viene chiamata dagli esperti *Luna di miele* ed è particolarmente insidiosa, perché se per il fumatore è un modo per smettere gradualmente di fumare, quello che fa in realtá è non smettere mai del tutto, e presto ricomincia.

Smettere di fumare tra una sigaretta e l'altra non significa smettere di fumare.

Molti evitano di smettere di fumare per paura di ingrassare, o riprendono a fumare vedendo che ingrassano, altri addirittura iniziano a fumare per perdere peso, ma è davvero cosí?

Il fumo agisce su due piani, uno fisico e uno psicologico. La nicotina è un eccitante, e come la caffeina, ha tra i suoi effetti collaterali quello di diminuire l'appetito (altri effetti sono per esempio l'indurimento delle pareti cardiache e dei vasi sanguigni e un sensibile aumento di probabilitá di infarto e ictus).

Tenete peró presente che il digiuno è considerato il modo piú inefficace di fare la dieta, perchè fa entrare il metabolismo in modalitá emergenza e tenderá ad assimilare molto piú del normale quando mangiamo. Quindi, spesso digiunando si finisce con l'ingrassare.

Come una droga, quando il nostro corpo non riceve piú nicotina soffre e va in crisi d'astinenza, ci si sente nervosi e in alcuni casi si soffre anche di mal di testa e nausea.

Ma a prescindere da quanto fumiamo, il nostro corpo impiega circa due giorni a sbarazzarsi della nicotina, e di lí in poi <u>tutta la voglia che abbiamo di accendere una sigaretta è soltanto psicologica</u>.

L'aspetto psicologico della sigaretta è l'ostacolo piú grande per chi vuole smettere di fumare, perché la sigaretta è associata a momenti positivi (per esempio la fine di un pasto) o è una risposta psicologica in momenti difficili (per esempio di imbarazzo, di attesa o per concentrarsi sulla risoluzione di un problema).

6.11.1 - Trucchi per smettere di fumare

Se riuscite a passare due giorni senza fumare avete superato la crisi d'astinenza e il vostro corpo smette di chiedervi una sigaretta.

La crisi d'astinenza che sentite d'ora in poi, in realtá, è tutta psicologica.

Ecco alcuni consigli per aiutarvi a smettere di fumare:

✓ **Trovate la vostra motivazione.** La morte non conta, pensate al risparmio economico, o alla vostra famiglia, fate in modo che sia una motivazione positiva e visualizzabile.

✓ **Conservate il denaro.** Calcolate quanto spendete in sigarette in un anno e pensate a cosa potreste comprare con quella cifra. Ogni volta che riuscite a non comprare un nuovo pacchetto mettete i soldi risparmiati in un salvadanaio (una scatola, una bottiglia) e alla fine dell'anno compratevi il vostro premio.

✓ **Cambiate marca di sigarette.** Questo provoca un disagio ogni volta che ne accendete una.

✓ **Fumate con la mano opposta.**

✓ **Non fumate in casa** e neanche sul balcone. Se proprio volete fumare prendetene coscienza e andate fuori, in modo che la situazione vi pesi. Prendete le chiavi di casa e uscite, altrimenti, soprattutto quando fa freddo, il balcone diventa la finestra, la finestra diventa la cucina, e la cucina torna a essere tutta la casa.

✓ **Cambiate posto alle sigarette.** Il fumatore tende a entrare in una routine di movimenti meccanici senza pensare. Cambiare la tasca in cui si tiene il pacchetto, o il posto in macchina, o in casa, aiuta a rendersi conto di quello che si fa, una frazione di secondo in cui si esce dalla *trance* e si realizza che si sta per fumare.

✓ **Passate da accendino a fiammiferi.** L'accendino fa parte della routine, sostituirlo coi fiammiferi ci rende coscienti di quello che stiamo facendo. Inoltre i fiammiferi finiscono piú in fretta e a quel punto c'è un ostacolo in più al fumare.

✓ **Comprate pacchetti piccoli.** Studi hanno dimostrato che (come col credito telefonico) quando abbiamo qualcosa in abbondanza tendiamo a sprecarlo, mentre quando vediamo che sta finendo cerchiamo di conservarlo, quindi si fuma di meno quando le sigarette stanno finendo.

✓ **Non cedete al primo impulso** di fumare. Una volta che avete coscienza della voglia di fumare, se proprio non potete farne a meno, se non altro aspettare di avere davvero voglia di fumare.

✓ **Bagnate il filtro con aceto** quando prendete un nuovo pacchetto, in modo che i primi tiri risultino spiacevoli (e si smette di associare la sigaretta a un momento positivo). È il principio di cerotti e gomme da masticare alla nicotina, ma quelli sono rimedi chimici fatti per avvelenare il corpo.

✓ **Usate la gomma da masticare.** Se la bocca è già impegnata si sente meno il desiderio di fumare o di mangiare.

✓ **Bevete molta acqua.** Rimpiazzare i liquidi diminuisce la voglia di fumare.

✓ **A cena cercate di diminuire carboidrati e carne**, che a fine pasto chiamano una sigaretta, e privilegiate frutta e verdura, perché le vitamine aiutano a combattere il desiderio di fumo.

✓ **Preparatevi snack a basso contenuto calorico** per quando vi viene voglia di mangiare, per esempio carote e sedano crudi.

✓ **Tenete in tasca una biro** per quando vi trovate in situazioni in cui non sapete cosa fare con le mani.

✓ **Scaricate dei giochi per cellulare** per quando dovete aspettare.

✓ **Tenete la mente impegnata.** Praticate un hobby, curate un progetto, sfogate la negativitá in lavori manuali.

✓ *Dimenticate il pacchetto a casa* se pensate di uscire per poco tempo, e fatelo spesso.

✓ **Tenete in bocca un tappo** quando nessuno vi vede, e se ne sentite il bisogno aspirate.

✓ **Mantenete la motivazione alta**, tenete il conto di quanto è che non fumate, parlatene agli altri con orgoglio, cercate un rapporto con ex fumatori che hanno avuto successo, tenete conto di quanto avete risparmiato.

7
MOTIVAZIONE

7.1 - La motivazione nell'alimentazione

Mettereste della Coca Cola nel serbatoio della vostra macchina? Probabilmente no, perché sapete che le farebbe male e non funzionerebbe più. Il cibo è il carburante per una macchina molto più preziosa: il nostro organismo. Perché non abbiamo la stessa cura per quello che mettiamo nel nostro serbatoio?

Si è ampiamente parlato dei danni che alcuni cibi come gli zuccheri, i grassi e i fritti causano alla nostra salute, ma continuiamo a consumarli. Non prenderemmo cicuta se ci dicessero che è buona perché sappiamo che è velenosa, ma continuiamo a consumare le patatine e le ciambelle pur sapendo che sono velenose per il nostro fegato, forse perché gli effetti non sono immediati.

Anch'io li amavo, ma poi ho scoperto come preparano questi "cibi". L'olio per friggere viene utilizzato per giorni, finchè diventa scuro (altamente tossico).

Una volta che si diventa consapevoli, il profumo di ciambelle per la strada diventa odore di fritto e di olio bruciato.

Lo so, sembra triste, ma non c'è bisogno di eliminarli dalla nostra vita per sempre: dobbiamo solo cambiare le nostre abitudini. Dobbiamo studiare il cibo, conoscere di cosa è fatto, sapere cosa viene messo dentro i cibi industriali e capire il tipo di danno che fa. *Fa male* non basta come risposta. Ci sono cibi che fanno semplicemente ingrassare, altri formano tappi nei nostri vasi sanguigni. Conoscere le conseguenze che porta un cibo cattivo, sapere esattamente quanto sport ci serve per smaltirlo, rende molto più facile farne a meno, e alla lunga rinunciarci.

Un cioccolatino costa 40 squat, una brioche è un'ora e mezzo di camminata, un gelato vale circa mezz'ora di corsa lenta. Decidete voi se lo volete davvero.

Non sarà una privazione da vivere con sofferenza, ma una vostra scelta, senza che ve lo imponga qualcuno. Una volta depurati, sarà il vostro corpo a non avere più voglia di quello che ora vi fa tanta gola, noterete una crescente energia, e realizzerete come prima soffrivate senza saperlo.

Se in questo momento vi spaventa l'idea di non mangiare mai più delle patatine fritte in un fast food, sappiate che potete concedervele ogni tanto, ma queste occasioni diventeranno sempre più rare con l'aumento della vostra consapevolezza, perché se vi abituate a mangiare cibi sani non sentirete neanche più il desiderio di quelli dannosi.

Pensate che bello: non sarà un medico a dirvi di non mangiare certe cose, ma il vostro corpo!

7.2 - La motivazione nell'attivitá fisica

In qualsiasi progetto che abbiamo è importante mantenere la giusta motivazione, e questo vale ancora di più per le cose che sappiamo ci fanno bene ma non abbiamo voglia di fare.

Sarebbe bello essere sempre in forma stando davanti alla TV con una ciotola di gelato sulle gambe, ma questo non è possibile.

Non esistono libri o programmi televisivi sulla salute che non ribadiscano l'importanza dell'attività fisica per il nostro benessere, ció nonostante facciamo fatica a cominciare.

Perché? Perché è noioso, perché siamo pigri. Pensate alle pubblicitá dell'ultimo incredibile attrezzo ginnico per fare palestra a casa: lo descrivono sempre come *facile e divertente*, mostrandoci immagini di sorridenti modelli fatti di marmo.

E noi ci caschiamo, puntualmente, ogni volta. Tutti ne abbiamo preso almeno uno, pensiamo che allora ci hanno fregato, ma questo è completamente diverso, perché adesso sembra *davvero* facile e divertente.

Salvo poi nasconderlo nel posto piú remoto della casa, *l'angolo della vergogna*, senza toccarlo per qualche anno, perché con tutto quello che l'abbiamo pagato non possiamo mica buttarlo, no?

OK, adesso vi svelo un segreto, una cosa che gli addetti al settore sanno, ma non ne parlano in pubblico. Non proprio un mistero, ma è meglio se non viene fuori, è una specie di patto non scritto: questi attrezzi non è che non funzionino, è che perché diano risultati bisogna usarli.

Davvero, non basta tenerli dietro l'asse da stiro perché ci venga la tartaruga.

I personaggi televisivi che ammiriamo dedicano tempo e fatica per essere cosí, anche se non sempre lo dicono.

Avere quegli addominali non è *solo* questione di costituzione, ma frutto di impegno costante, e noioso, attraverso tanto esercizio fisico e dieta (e diciamo in alcuni casi uno bravo con Photoshop).

Ma a che limite si spinge la nostra pigrizia? A volte arriva qualcuno e mi dice che a lui (o lei) la ginnastica non fa niente, un giorno una signora mi ha addirittura detto (e cito parola per parola) *Il dottore mi ha detto che a me la ginnastica fa male.*

Se vi dicessero che nelle farmacie esiste un integratore che dà forza e resistenza muscolare, che aumenta l'efficienza del cuore e dei polmoni, delle ossa e del cervello, e che fa la pelle più rosea e lo sguardo più brillante, lo andreste a comprare, vero?

I benefici del movimento equivalgono al migliore integratore e ce l'abbiamo già a disposizione, senza neanche spendere soldi.

<u>Basta cominciare</u>, dandosi <u>piccoli obiettivi</u> raggiungibili, per esempio andare fino in fondo alla via e tornare, o fare le scale invece di prendere l'ascensore.

Vi serve una motivazione per uscire di casa? Fate una piccola commissione, per esempio andate al mercato a piedi e comprate una mela.

Procedete per gradi, per evitare danni alle articolazioni, specialmente se non siete abituati o se siete in forte sovrappeso.

L'obiettivo è di migliorare sempre: fare esercizio un paio di volte e poi abbandonare perché vi fanno troppo male i muscoli è controproducente. Fare meno esercizio, ma in modo costante, è meglio che distruggersi una volta sola.

Muoversi è sempre benefico per l'organismo, ma per dimagrire c'è bisogno di più impegno. Cercate di alternare il ritmo della vostra attività fisica (lento, moderato, intenso) e il tipo di allenamento, per evitare che il corpo si abitui.

Un esercizio prolungato e leggero è *aerobico* e aiuta a bruciare i grassi, mentre un allenamento breve e sotto sforzo serve a mettere su massa muscolare: entrambi utili per un corpo sano e armonioso.

Superata una certa soglia in cui vi sentite stanchi o avete male, il corpo produce endorfine, dandovi una sensazione di benessere.

Sarà sempre più facile e sarete voi stessi a desiderare di aumentare il percorso e il tempo da dedicare all'attività fisica.

Tornerete a casa contenti, ogni muscolo emanerà un piacevole calore e sarete soddisfatti, perché saprete che avete fatto qualcosa di buono per voi stessi.

Non dimenticate di complimentarvi con voi stessi per i progressi fatti e festeggiate con un bel gelato (ah ah, sto scherzando!!).

Ogni tanto fatevi un regalo, ma che sia rapportato agli obiettivi raggiunti, e riservate il regalo più importante al raggiungimento dell'obiettivo finale, altrimenti la ricompensa perde la sua funzione incentivante.

Utilizzate qualsiasi cosa vi dia la carica: trovate un compagno di fitness, andate al parco, o dove ci sono altre persone che corrono e vi stimolano. Se avete un cane è un ottimo compagno di jogging. Leggete libri, guardate programmi sull'argomento, tenete un diario con la vostra attività fisica e con l'alimentazione.

Cercate di divertirvi in tutto questo, di godervi il momento o provare gioia nell'immaginare il vostro risultato finale. Associate la vostra attivitá fisica e la nuova alimentazione a emozioni positive, perché è la positivitá che vi spinge a continuare sul lungo periodo, non la costrizione. Se riuscite a trovare piacere in quello che fate sará tutto molto piú facile (*Un uomo che ama il proprio lavoro non lavorerá un solo giorno in vita sua*).

I benefici arriveranno presto e vi spingeranno a continuare, e continuando, arriverà il tempo in cui se non lo farete sentirete che vi manca e andrete a camminare anche con la pioggia.

7.3 - Amicizie

Il gruppo incide tantissimo sui nostri risultati, in positivo e in negativo, e capire chi ci motiva e chi ci tira giú è molto importante.

Molti di voi che state leggendo iniziano ora un percorso. Decidere di cambiare in meglio è il primo passo, ma è anche il momento in cui siamo piú fragili, pieni di dubbi e di paura sul buon esito dei nostri sforzi, e sicuramente avere amicizie che tengono il morale alto è una grandissima fortuna.

Ma che tipo di amico preferireste accanto, chi dice *Mi sembra una buona idea* o chi dice *Tanto non cambia nulla*?

Se essere circondati da persone che ci motivano ci aiuta a superare i nostri limiti, la negativitá non porta mai nulla di buono.

Ma ancora peggio dell'evidente atteggiamento negativo c'è quello subdolo e nascosto.

In un gruppo ogni membro tende a ricoprire piú o meno consapevolmente un ruolo: c'è quello responsabile, quello divertente, quello piú colto, quello che vuole sempre divertirsi, quello sensibile, quello a cui va sempre tutto male e cosí via.

Piú un gruppo è solido e di vecchia data, piú le personalitá all'interno di quel gruppo tenderanno (piú o meno consciamente) a rispecchiare il proprio stereotipo.

Decidere di fare un cambiamento rappresenta anche una presa di posizione all'interno del proprio gruppo, significa *Non voglio piú interpretare questo ruolo*, e non tutti i membri possono essere d'accordo con la vostra scelta, perchè tra una vecchia situazione scomoda e una nuova incerta, in generale le persone tendono a scegliere l'usato sicuro, ad accontentarsi di vivere male nella situazione che conoscono piuttosto che tentare la fortuna, e per farlo sono pronte a ostacolarvi.

In che modo? Per esempio spingendovi con leggerezza a trasgredire, dicendo *Per una volta non succede niente* (salvo che quell'unica volta in realtá è tutte le volte). Vi spingono a bere (e l'alchool e le bibite gassate hanno molte calorie), ad andare per aperitivi, feste e tutte le occasioni in cui è difficile dire di no al cibo o trovare una scelta salutare, quindi vi mettono di fronte alla scelta tra danneggiare voi stessi o essere considerati noiosi e venire esclusi.

Rendete chiare le vostre intenzioni, fate in modo che chi vi circonda sappia che volete cambiare, che vi state impegnando in un percorso consapevole che comporta delle rinunce.

All'interno di un gruppo chi è in sovrappeso personifica spesso l'amico inoffensivo che va bene in tutte le occasioni, che si puó prendere in giro e non si arrabbia, che non ha grandi aspirazioni, che è sempre disponibile e sensibile, pronto a confortare gli altri.

Forse vi va bene cosí, e forse no. Non dovete accettare una situazione che non vi piace, e non devono essere gli altri a decidere per voi. Se vedete che nonostante parliate chiaro uno o più membri del gruppo non vi prendono sul serio, vi tentano, o vi buttano giú, allora è meglio tagliare i rami secchi, siate pronto a interrompere i rapporti, almeno temporaneamente, senza paura delle conseguenze.

Gli amici sono una gran cosa, ma se vi ostacolano non vi servono, potete farne a meno, potete cercarne degli altri.

Siate leader nel vostro gruppo, non seguite ciecamente gli altri, perché quello che vogliono loro non è per forza il meglio per voi. Siate trascinatori, per aiutare anche gli altri a raggiungere i loro obbiettivi. Un progetto, qualsiasi progetto, sembra impossibile fino a quando qualcuno ci riesce, e allora siate voi la palla di neve che diventa una valanga.

Dietro le prese in giro degli altri c'è spesso la paura di un vostro fallimento, o peggio ancora, di un vostro successo, la paura che quello che era l'amico inoffensivo vada piú in alto di loro nella scala sociale.

Ma un amico che vi ammira cerca di salire per avvicinarsi a voi, uno che vi invidia vuole tirarvi in basso per tornare al suo livello.

Chi volete al vostro fianco?

Cercate di capire come le persone parlano con voi, chi cerca di buttarvi giú, giustificando le proprie parole come *sinceritá*.

Vogliamo davvero nella nostra vita qualcuno che quando torniamo da una corsa tutti sudati ci dice *Sei ingrassato, dovresti fare qualcosa*?

Diciamo che Tiziana ha dei brutti capelli e Giorgia, la sua amica, le dice quali di queste frasi?

1 - Hai dei capelli che fanno schifo.

2 - Dovresti fare qualcosa per quei capelli.

3 - Hai visto Francesca che bei capelli che si è fatta?

Tutte e tre dicono la stessa cosa, ma attenzione: la prima ha un contenuto molto negativo. È un attacco di ingiustificata cattiveria, sferrato per fare male, e che di solito porta a una reazione di difesa che è l'esatto opposto di quello che ci si aspetterebbe: una chiusura, per mascherare la ferita.

Tiziana, essere sincera non significa essere per forza un'insensibile @@@@@!

La seconda frase continua ad avere un messaggio negativo, anche se meno forte della prima.

La terza usa note positive, gioca sull'ammirazione, mette in evidenza qualcosa di buono invece di qualcosa di cattivo.

Ammirando Francesca siamo portati a migliorarci anche noi, quindi non a proteggerci, ma a compiere un'azione verso il bello, che ci fará stare bene.

La negativitá frena, la positivitá spinge energicamente in avanti e trascina le folle.

Non ne siete convinti? Avendo a disposizione il Genio della Lampada che realizza un solo vostro desiderio, gli chiedereste di essere come il vostro attore preferito o che lui diventasse brutto?

7.4 - La finta positivitá

Commenti come *Mi sembri sciupato* e *Ma tu stai bene cosí* sono subdoli. Fate molta attenzione quando li sentite, perchè questa è *finta* positivitá, che in realtá vi trascina verso il basso e non ve ne rendete conto.

Spesso queste frasi non sono neanche dette con cattiveria, magari arrivano da chi vi vuole bene, teme un vostro fallimento e vi accetta cosí come siete, ma se avete intrapreso un cammino di cambiamento sapete che non è cosí, avete fatto questa scelta perché non state bene con voi stessi, perché volete migliorare ed essere persone diverse.

Nel caso della perdita di peso, piú che di *scelta* dobbiamo parlare di *cammino* perché è un percorso lungo (che non finirà mai) e i cui risultati saranno presto visibili se sarete costanti, ma non sono immediati.

Quando avete fame, quando siete stanchi e quando siete demotivati è il momento in cui siete piú deboli, e frasi come *Non farlo che stai bene cosí*, o *Tu sei cosí di costituzione* (a proposito, le ossa grosse sono cosí rare da essere quasi un mito), o *Ti vedo sciupato* tendono a mettere una fine a tutti i vostri sforzi, celebrando con un bell'hamburger e patatine.

Siate estremisti con voi stessi, reagite con rabbia tutte le volte che vi viene l'impulso di cedere. Per un certo periodo (e sará breve) il vostro cervello combatterá contro di voi. Dovete batterlo in astuzia.

Cercate persone con cui condividere la vostra esperienza di cambiamento, persone con cui praticare attività fisica, che sanno sostenervi e motivarvi. Nei momenti di cedimento anche un messaggio o una telefonata possono essere utili.

7.5 - Trucchi per mangiare di meno nelle occasioni sociali

Partecipare alle occasioni sociali, ovvero non isolarsi, è importante. Cambiare le nostre abitudini alimentari non vuole dire diventare improvvisamente monache di clausura, e se siamo abituati a stare con altre persone trovarsi di colpo soli ci fa male.

Gli eventi sociali sono spesso legati al cibo, quindi, per convenzione, dobbiamo mangiare e bere (sarebbe molto strano se non lo facessimo, no?).

Ecco alcuni consigli per cercare di godersi le uscite, limitando i danni:

- ✓ Il giorno in cui sapete di uscire e che la sera infrangerete un po' di regole cercate di limitare l'apporto calorico durante il resto della giornata. Anche mangiare piú verdura durante i pasti puó (paradossalmente) aiutare in questo, perché abbassa l'indice glicemico.
- ✓ Mangiate in modo salutare prima di uscire, per non arrivare a cena che sbranereste il vostro vicino se non vi guardasse nessuno.

✓ Se non avete tempo, prima di uscire consumate un po' di proteine, per esempio 1-2 cucchiai di burro di mandorle o arachidi, oppure sciogliete 1 cucchiaio di olio di cocco in un bicchiere di acqua calda e bevetelo, oppure mangiate un pezzo di petto di pollo/tacchino, parmigiano o un uovo sodo che tenete in frigo. Questo fa passare la fame sul lungo periodo ed é più facile resistere alle tentazioni.

✓ Se possibile evitate super alchoolici, perché sono pieni di zuccheri e calorie vuote. Un bicchiere di vino ogni tanto va bene, soprattutto rosso.

✓ Fate mettere del ghiaccio nel vostro cocktail, in modo che ci stiano meno zuccheri. Considerate anche farlo diluire con dell'acqua (quella frizzante vi dará l'idea di una bibita vera e non un surrogato). Un'ottima bibita in particolare per l'estate è acqua frizzante, una scorza di limone e un po' di menta. ZERO calorie!!!

✓ Evitate, per quanto possibile, di prendere un bicchiere dietro l'altro. Limitatevi a bere quando avete sete. Un trucco per evitare di bere troppo o di mangiare troppi stuzzichini è stare sempre con un bicchiere mezzo pieno in mano e di tanto in tanto bagnarsi solo le labbra. Un bicchiere in mano aiuta a mettere una barriera psicologica in situazioni imbarazzanti, ci sentiamo al sicuro e non abbiamo spazio nelle mani per prendere troppi stuzzichini.

✓ Gli stuzzichini sono degli apripista per il pasto, servono a farci entrare nell'ottica dell'abbuffata, sono spesso grassi e/o salati e richiamano da bere. Tutte ottime ragioni per non toccarli.

✓ Arrivate al ristorante giá con un'idea precisa di quello che prenderete, non lasciatevi condizionare da quello che prendono gli altri e non fatevi consigliare (questo puó solo scatenare la belva, e una volta libera è incontrollabile).

✓ Se potete scegliere un contorno andate senza esitare su un bel piatto di patatine fritte (no, questo era per vedere se siete attenti :-) l'insalata è la vostra scelta giusta e se la mangiate prima della portata principale, come se fossero due piatti invece che un piatto e il suo contorno, vi aiuterá a sentirvi sazi prima).

✓ Lasciate il bordo bruciacchiato della pizza.

✓ Nel caso di un self service o un buffet prendete piatti piccoli ed eventualmente tornate a riempirli. Psicologicamente riempire un intero piatto e mangiare tutto vi aiuta a sentirvi sazi prima.

✓ Bevete acqua.

✓ Sostituite il dolce con un caffé.

✓ Potendo scegliere dove uscire, privilegiate posti in cui si fa attivitá fisica (andare a ballare la salsa piuttosto che al cinema).

7.6 - La cosa peggiore

Nessuno dice che è facile. Dopo tanti anni a fare ogni tipo di dieta e soffrire con macchinari che mi cuocevano a vapore, ho trovato un modo che considero finalmente quello definitivo: educare la mia mente a fare le scelte giuste. A volte sgarro, nessuno è perfetto, e dopo Natale, si sa, è meglio mantenere un profilo basso con la bilancia.

Ho parlato di amici, che supportano o buttano giú, e lo stesso vale per le famiglie, con la differenza che è tutto molto piú difficile.

Se puoi rinunciare a certi amici, non puoi rinunciare alla famiglia, anche quando non ti sostiene.

Spesso le famiglie condividono la forma fisica ed è possibile che i membri della famiglia non condividano la vostra voglia di cambiamento, e soprattutto non ne vogliono fare parte.

Puoi spiegare a un ragazzino sovrappeso adolescente finché ti pare che si sentirebbe meglio cambiando alimentazione, ma convincerlo a rinunciare per un lungo periodo ad hamburger e patatine in nome di broccoli e pesce sembra un'impresa cosí disperata che suscita quasi ilaritá.

Spesso le famiglie sono il primo ostacolo alla nostra voglia di cambiare e al nostro successo. Esistono problemi di comunicazione e barriere dovute all'affetto.

Nella nostra societá il cibo è un modo per manifestare il nostro amore. Non dare piú al figlio (o al partner) da mangiare quello che gli piace, o non coinvolgerlo nel nuovo stile di vita dandogli da mangiare cose salutari sembrano entrambe scelte che sottintendono una mancanza d'affetto nei suoi confronti.

Questo genera spesso incomprensioni e attriti che si finalizzano nella rinuncia a cambiare stile di vita per poter smettere di litigare.

È una situazione molto triste e apparentemente senza uscita.

Una possibile risposta è parlare con entusiasmo alla famiglia dei nostri sforzi: non aspettarci che ci seguano, ma che a forza di sentirci parlare di questo argomento, vedere come ci sentiamo meglio, come siamo contenti e come abbiamo risultati nella forma fisica e in salute, ci ammirino tanto da voler provare anche loro.

Impariamo a cucinare in modo sano e dimostriamo a tutti che si puó mangiare bene e abbondante senza sentire la mancanza di oggetti che per comoditá definiamo *cibo* pur se trattati chimicamente per avere un gusto che noi riconosciamo come buono ed essendo fatti quasi al 100% di porcherie.

Coinvolgiamo i nostri figli nella preparazione del cibo, spieghiamo perchè fa bene, sperimentiamo ricette a basso contenuto calorico, usiamo la positivitá per attrarre gli altri e spingerli a condividere le nostre idee.

Lasciamo che siano loro ad abbracciarle e diventare sostenitori che ci motivano a continuare e che possono migliorare a loro volta, invece di essere fonti di negativitá.

Mangiare sano fa bene anche a chi non deve dimagrire.

8
PROGRAMMA DIMAGRANTE

Dobbiamo avere un buon rapporto con la nostra immagine corporea e sensibilizzarci a criteri di autostima che vanno oltre l'apparenza fisica. Dobbiamo capire che abbiamo delle altre capacità e altre abilità come mezzo di affermazione e cercare di essere grati al nostro corpo perché ci permette di spostarci e di fare una miriade di azioni ogni giorno. Dobbiamo dedicarci ad attività che ci fanno star bene con noi stessi ed eliminare i pensieri negativi riguardo il nostro corpo. Dobbiamo impedire che immagini poco veritiere di riviste e mass media ci distruggano l'autostima e avere aspettative diverse da quelle esclusivamente legate alla forma fisica. Questo non vuol dire che non possiamo desiderare di perdere peso per essere più vitali e attivi. Adottare uno stile di vita salutare aiuta a perdere peso progressivamente. Se non basta, è necessario seguire un programma dimagrante più specifico.

Prima di rivolgerci al medico è importante riflettere su alcuni aspetti, per capire meglio a cosa andiamo incontro e per valutare le nostre aspettative. Tutti si focalizzano sulle proteine o sui carboidrati, ma nessuno pensa alla preparazione psicologica.

Ogni cambiamento è all'80% mentale e al 20% fisico. *Se non prepari la tua mente nella direzione giusta lavorerà contro di te, come l'ancora che trattiene la barca. Tira su l'ancora e la tua barca prenderà il largo a piena forza* (Dott. Ian Smith[11]).

Una buona preparazione mentale significa essere consapevoli della situazione in cui ci troviamo e della necessità di dare una svolta. Significa sapere esattamente a che punto ci troviamo rispetto al nostro obiettivo. Non dobbiamo essere ossessionati dalla meta, ma dobbiamo averla sempre presente, così che quando ci capitano intoppi non avremo dubbi sulla scelta da fare, come un riflesso automatico. Dobbiamo essere onesti e obiettivi: siamo portati a cercare scuse e a dare la colpa a qualcosa o a qualcuno.

Possiamo aiutarci riflettendo sulle nostre abitudini, capire che cosa ha portato all'aumento di peso, quali sono le abitudini alimentari in famiglia, perché le diete precedenti hanno fallito, quali sono le nostre debolezze, quanto il peso incide sulla nostra autostima.

Dobbiamo considerare che esiste una memoria biologica del corpo, che registra il peso massimo raggiunto e il corpo tenderà a mantenerlo con tutti i suoi mezzi. Non dobbiamo mirare a un peso inadeguato alla nostra natura, influenzati da amici o star di Hollywood che sono dimagrite.

Se sono più di 20 anni che non abbiamo il peso che desideriamo, sarà più difficile raggiungerlo. Ciò di cui abbiamo bisogno è vivere con un peso in cui ci sentiamo a nostro agio. Mantenerlo è già un grande impegno, perciò dobbiamo

---

[11] Ian Smith, *Mangia con Amore: Semplici regole e piccoli suggerimenti per una dieta facile* (2012), editore: Mondadori.

scegliere un peso da stabilizzare, che non sia troppo difficile da raggiungere, ma che dia gratificazione e senso di benessere da sentirci motivati a mantenerlo.

Dobbiamo essere scettici nei confronti del sensazionalismo. Non esistono diete miracolose e comunque i chili persi troppo in fretta si riacquistano altrettanto in fretta. E' meglio evitare qualsiasi metodo con un alto tasso di insuccesso, anche se ci sentiamo carichi. Meglio seguire un metodo discreto, piuttosto che abbandonare un metodo perfetto.

Dobbiamo essere cauti: se ciò che facciamo ci sembra sbagliato, bisogna fermarsi. La dieta deve essere flessibile e indulgente.

8.1 - Verificare il peso corporeo

Quando nella famiglia sono un po' tutti *rotondetti* spesso non si fa più caso al peso. Una persona non è considerata *grassa*, ma *robusta*, *formosa*, *di ossatura grande* e spesso si dà la colpa all'ereditarietà. Le abitudini alimentari a livello familiare incidono anche sui bambini, infatti alcune indagini hanno affermato che dove ci sono genitori obesi anche i figli hanno molte probabilità di essere obesi. Nelle famiglie di persone obese spesso anche gli animali domestici sono obesi.

A seconda di dov'è collocato il peso corporeo, l'obesità può essere più o meno pericolosa. A causa degli estrogeni, nelle donne in età fertile il grasso tende a localizzarsi sulla parte bassa del corpo (fianchi, glutei e cosce), dando il cosiddetto aspetto a pera. Con la menopausa, quando gli estrogeni diminuiscono e ci sono più ormoni maschili, il grasso si accumula intorno alla vita e sull'addome, e il corpo assume la forma a mela, che costituisce un fattore di rischio per malattie cardiovascolari. Infatti a parità di sovrappeso, due persone possono sviluppare patologie diverse.

Per farsi un'idea precisa del proprio grasso, esiste una misurazione che mette in relazione peso e altezza: IMC (Indice di Massa Corporea) o BMI (Body Mass Index), che si ottiene dividendo il peso in chilogrammi per l'altezza in metri al quadrato.

Il BMI è correlato alla percentuale di grasso, tuttavia ha dei limiti, perché non calcola la massa grassa, per cui una persona con una muscolatura sviluppata potrebbe risultare obesa e, al contrario, una con pochi muscoli potrebbe risultare nella norma e invece avere del grasso in più.

Con un IMC a meno di 18 si è sottopeso, tra 18,5 e 24,5 si è nella norma, tra 25 e 29,5 si è in sovrappeso e con 30 si è già obesi. Più l'IMC è vicino ai due estremi, più possibilità ci sono di sviluppare patologie.

Non essendo un parametro perfetto, è necessario aggiungere un altro modo per valutare il grasso addominale: misurare la circonferenza all'altezza dell'ombelico: non bisogna superare gli 88 cm per le donne e i 102 cm per gli uomini.

Anche il rapporto tra la circonferenza della vita e quella dei fianchi è indicativa del tipo di grasso corporeo che si ha: dividere la circonferenza della vita nel punto più stretto per la circonferenza dei fianchi nel punto più largo. Il risultato non deve superare 0,8 per le donne e 0,9 per gli uomini.

Questo indice permette di comprendere le influenze ormonali sull'accumulo di peso. Se si perde una quantità modesta di peso, ma diminuiscono molto le circonferenze, significa che si è perso grasso addominale e con l'esercizio si aumenteranno anche i muscoli.

Sarebbe utile una tabella per monitorare le variazioni del peso e delle misure, da tenere per qualche mese: oltre a verificare come reagisce il nostro corpo alla variazione dell'alimentazione e dell'attività fisica, è un ottimo strumento motivazionale.

Per il bambino, il cui peso varia continuamente, l'obesità si misura confrontandolo con altri bambini della sua età. Per esempio un bambino è obeso quando 95% dei bambini della sua età pesa meno di lui, cioè quando il suo IMC è superiore al novantacinquesimo percentile.

8.2 - Fissare gli obiettivi

La scelta degli obiettivi è essenziale per la riuscita di qualsiasi progetto. Scegliere male può compromettere i risultati.

È importante distinguere tra obiettivi estetici e necessità mediche. Bastano pochi chili in meno per ridurre il rischio di patologie e i benefici iniziano molto presto, prima ancora dei risultati visibili.

Il 5-10% di riduzione del peso riduce la pressione, migliora il colesterolo, glicemia, umore e sonno.

La ricerca ostinata di un peso uguale a quello indicato dalle tabelle scientifiche o imposto dalle mode, ma troppo lontano dal peso che può essere considerato ragionevole, è uno dei fattori che paradossalmente può portare all'insuccesso.

Anche l'aspetto fisico è importante, perché sentirsi bene con il proprio corpo aumenta la sicurezza, la disinvoltura, si è più propensi alla socializzazione, si è più stimolati a una vita più attiva, ma spesso gli ideali estetici richiedono una perdita di peso più consistente e più faticosa da realizzare. La fretta di perdere peso è sempre accompagnata dal desiderio di poter riprendere le abitudini precedenti.

È meglio perdere peso progressivamente e per sempre, piuttosto che molti chili in fretta e ritrovarseli dopo qualche mese. Il peso ideale come obiettivo primario è sbagliato e può essere fonte di frustrazione e portare all'abbandono della dieta. Meglio andare per gradi, come su una scala.

Gli obiettivi devono essere personalizzati, non si possono seguire gli obiettivi degli altri.

I nutrizionisti ritengono ragionevole perdere il 10% del peso in 6 mesi, poi si deve cercare di mantenerlo per qualche mese e poi riprendere il programma dimagrante.

Gli <u>obiettivi</u> devono essere <u>specifici</u>, per esempio fissare il numero dei chilogrammi da perdere anziché pensare *Devo perdere qualche chilo*, così da poter lavorare sodo per produrre un certo risultato.

Gli <u>obiettivi</u> devono essere <u>raggiungibili</u>, non ha senso fissare obiettivi che non si possono raggiungere.

Mettendo troppa pressione su se stessi non solo ci si predispone al fallimento, ma si rischia di cadere in errori come diete non bilanciate, carenze nutrizionali, danni alle articolazioni per troppo esercizio fisico e poi i chili persi troppo velocemente ritornano facilmente. Allo stesso tempo non devono essere raggiungibili troppo facilmente, perché bisogna pretendere un po' di impegno da se stessi.

Gli <u>obiettivi</u> devono essere <u>misurabili</u>, in modo da poter verificare il dimagrimento. Spesso la bilancia non è l'indicatore più giusto del dimagrimento, perché possono variare i liquidi nei tessuti oppure può aumentare la muscolatura, quindi la misura dei vestiti può essere un altro modo per misurare i progressi fatti, per essere certi che si sta andando nella direzione giusta.

È bene darsi un limite di tempo, in modo che ci sia un senso di urgenza, una scadenza, altrimenti si finisce sempre per cominciare *da lunedì*.

Gli esperti in dimagrimento consigliano la divisione dell'obiettivo in altri obiettivi più piccoli, in modo da non sentirsi intimoriti dalla mole di lavoro. Per esempio darsi l'obiettivo di perdere 1 kg alla settimana sembra meno gravoso di 4 kg in un mese.

Possono capitare imprevisti, per esempio un'influenza o una caviglia slogata, perciò si deve essere preparati a perdere qualche battaglia oppure a rivedere gli obiettivi, specialmente nella tempistica.

E poi, se ci capita un momento di smarrimento, ricordiamoci che non importa quante volte siamo caduti, ma quante volte siamo riusciti ad alzarci e a rimetterci in gioco.

Con obiettivi intelligenti si evita il fallimento, la perdita della motivazione e l'abbandono del programma.

8.3 - Capire perché mangiamo

Essendoci evoluti in un mondo originariamente povero di cibo, siamo programmati per mangiare, non per contenerci. La sensazione di fame è legata alla paura primordiale delle carestie e di morire d'inedia, paura che specialmente le donne avevano per sé e per la prole. Per questo all'assunzione del cibo segue una ricompensa con una sensazione di benessere: non tanto per ricordarci che mangiare fa bene, quanto che non mangiare è pericoloso.

Secondo la Psicologia comportamentale, chi non riesce a

vincere lo stimolo della fame o a limitarne le quantità reitera in qualche modo il trauma causato da una perdita o separazione e non intende farsi cogliere impreparato (e accumula grasso).

Allo stesso modo le persone pigre e sedentarie entrano in questo schema mentale distruttivo: considerano senza senso bruciare calorie ritenute essenziali per la sopravvivenza.

Con il trascorrere del tempo il cibo è passato da strumento di lotta per la sopravvivenza a specchio del processo di civilizzazione.

Con l'azione di mangiare introduciamo nell'organismo degli alimenti, che il nostro organismo, con un delicato processo metabolico, trasforma in energia necessaria per le funzioni vitali e per le attività quotidiane.

Il nostro comportamento alimentare viene regolato da due sensazioni: appetito e sazietà. L'equilibrio di queste due sensazioni determina quando e quanto decidiamo di mangiare. L'interazione tra cervello e tratto gastrointestinale inizia addirittura prima che il cibo venga ingerito, in quanto la visione, l'odore e anche il solo pensiero di alimentarci possono scatenare una serie di reazioni che hanno l'obiettivo di preparare l'organismo all'arrivo dei nutrienti (cominciamo a salivare). Vista l'importanza del cibo per la sopravvivenza, esistono molti meccanismi di regolazione di questi delicati equilibri.

La grelina è un ormone prodotto dallo stomaco e ha il compito di stimolare l'appetito. La sua produzione è massima nel digiuno, per questo motivo le diete troppo restrittive sono controproducenti.

La leptina, molecola prodotta dal tessuto adiposo, regola l'appetito e dà al cervello il segnale di sazietà.

Il cibo moderno (elaborato, precotto, conservato, confezionato) genera una fame perenne, perché ha un elevato contenuto calorico ma è povero di nutrienti. Inoltre gli zuccheri fanno innalzare subito la glicemia e il pancreas comincia a produrre insulina per abbassarla. Con un basso livello di zucchero nel sangue il corpo capisce che l'energia comincia a scarseggiare e invia segnali che si traducono in appetito, e il ciclo si ripete. Il risultato: troppo lavoro per il pancreas, troppa insulina che nel tempo perde la sua efficacia (insulino-resistenza) e accumulo di grasso.

Innanzitutto bisogna distinguere tra fame e appetito. La fame è una sensazione che l'organismo invia per esprimere la sua necessità di macronutrienti dai quali, attraverso processi metabolici, estrarre l'energia che gli necessita per mantenersi in vita. L'appetito, invece, è un desiderio di mangiare che nasce più che altro in seguito a stimolazioni esterne, per esempio di tipo sensoriale (visiva, olfattiva o gustativa) o di tipo emotivo e psicologico (solitudine, preoccupazioni, delusioni, ma anche eccitamento per la realizzazione di qualcosa di positivo). L'appetito spinge verso cibi elaborati, che in genere sono una ricompensa, non verso cibi volti espressamente a nutrire (per esempio pesce e verdure).

Il cervello umano è costituito da un insieme di sistemi che interagiscono fra loro: il tronco cerebrale manda pulsioni istintive (fame), il sistema limbico si occupa delle emozioni preconsce e poi emozioni più complesse da entrambi gli emisferi e della coscienza. Essi operano insieme, per questo motivo avvertiamo impulsi contraddittori.

In alcune circostanze l'alimentazione perde la sua funzione nutritiva primaria per favorire un nutrimento più prezioso: l'apporto del piacere o l'annullamento del dispiacere. Tutto ciò che facilita la sopravvivenza genera piacere e tutto ciò che la contrasta provoca dispiacere. Quando il cibo soddisfa bisogni emozionali (difficili da saziare), si arriva facilmente a un consumo eccessivo.

Il cibo può avere un doppio valore: positivo, per il piacere intrinseco nel mangiare, e negativo, legato al porre fine a uno stato di sofferenza.

L'insoddisfazione è lo stato d'animo generato dalla scarsa secrezione di un neurotrasmettitore, chiamato dopamina, che non può essere immagazzinato e quindi ce lo dobbiamo procurare costantemente.

Come per l'insulina, lo stimolo ripetuto della dopamina provoca una progressiva desensibilizzazione dei recettori e una progressiva minore soddisfazione, a parità di stimolo, quindi siamo costretti a ricevere stimoli più forti per ottenere la medesima sensazione di soddisfazione. Il nostro cervello è alla costante ricerca di soddisfazione e non si ferma alla semplice regolazione energetica, che dovrebbe portarci a mangiare meno se non bruciamo abbastanza energia.

Bisogna cambiare la natura degli stimoli che provocano piacere: passare dalla soddisfazione sensoriale di breve durata (mangiare una fetta di torta) a quella razionale e a lungo termine (aver saputo resistere alla tentazione e aver fatto un passo avanti verso il nostro obiettivo). Questo richiede un lavoro su noi stessi, perché siamo esseri mossi dal piacere e fino a quando mangiare in modo sano sarà percepito come una condanna, il peso continuerà ad aumentare.

Esiste una correlazione tra il sistema di attaccamento e il comportamento alimentare. Sentimenti di inadeguatezza e inconsistenza personale che emergono nelle interazioni sociali e affettive a volte sfociano in una passività e una incapacità di controllo dei propri impulsi, con comportamenti alimentari compulsivi. A volte un corpo grasso (brutto) rappresenta il tentativo di circoscrivere la propria esperienza di negatività e incapacità di fronte agli aspetti esteriori e l'eventuale rifiuto viene così ridotto ai soli aspetti estetici.

Secondo l'interpretazione psicoanalitica, l'assunzione di cibo è associata inconsciamente al bisogno di protezione e quindi alla madre o comunque al *caregiver* (teoria dell'attaccamento). Un bambino che ha avuto un attaccamento insicuro o disorganizzato, che si è sentito abbandonato o comunque ha percepito una mancanza di affetto e di sicurezza, sarà un adulto confuso, insicuro, vulnerabile, sempre in cerca di affetto, come un vaso bucato, che non si riempie mai. Il cibo dà una immediata sensazione di appagamento e di benessere, è a portata di mano, costa relativamente poco (perché è il junk food in testa alle classifiche tra i cibi di conforto) e quindi il cibo diventa un ottimo mezzo per mitigare le frustrazioni, per compensare i vuoti emotivi e per consolarsi.

Il contatto tra la madre e il bambino (o comunque tra persone mosse da affetto), favorisce la secrezione di ossitocina, un neurotrasmettitore calmante e rassicurante. Anche il cibo è in grado di liberare sostanze (per esempio serotonina) che danno un momentaneo benessere e quindi diventa consolatorio per chi si sente solo e insoddisfatto.

Oggi si mangia per tanti motivi, tranne che per vera fame.

Mangiare è diventato quasi un senso per una vita *Che un senso non ce l'ha*: il lavoro è stressante o non c'è, le relazioni sono difficili, si fa fatica a ottenere ciò che si desidera e spesso non si sa cosa si desidera.

Il cibo è diventato un ingrediente d'obbligo di ogni momento di pausa e relax, come se fosse necessario ingurgitare qualcosa ogni volta che ci si ferma. È triste che si ricorra al *rinfresco* per richiamare gente a manifestazioni artistiche (mostre di pittura, concerti), che altrimenti sarebbero ignorate.

8.4 - Eliminare le cattive abitudini

Al mangiare per colmare i vuoti o perché siamo dipendenti dai cibi elaborati si aggiungono le cattive abitudini a compromettere il peso corporeo e quindi la salute:

- ✓ Mindless eating: mangiare senza pensarci. Anche chi è contento mangia in continuazione, senza chiedersi perché mangia, senza interessarsi all'effetto che avrà sul corpo tutta quella quantità di cibo. Siamo influenzati dai colori, dagli odori, dalle confezioni, dalla pubblicità... C'è cibo dappertutto, sotto ogni forma.

- ✓ Piluccare mentre si prepara il pranzo. Sembra innocuo, ma si finisce per ingerire una buona quantità di calorie prima ancora di sedersi a tavola.

- ✓ Mangiare al volo: dà spesso l'impressione di non aver quasi mangiato e quindi di potersi permettere una cena sostanziosa, ma questi cibi che si mangiano *en passant* di solito sono pieni di calorie e al nostro organismo non sfugge neanche un boccone nel conteggio dell'energia in entrata.

- ✓ Mangiare direttamente dalla confezione: è un'altra cattiva abitudine che porta ad accumulare grasso, non si ha l'esatta percezione delle quantità ingerite oppure diventa difficile fermarsi prima che il pacchetto finisca. E' bene mettere sul piattino la quantità giusta da mangiare.

✓ Divorare il cibo predispone al sovrappeso. Si è constatato che da quando cominciamo a mangiare fino a quando arrivano al cervello i segnali di sazietà passano circa 20 minuti. Se mangiamo velocemente abbiamo tempo di ingerire una grande quantità di cibo prima che arrivi il segnale di sazietà. Se invece mangiamo lentamente, appoggiando le posate tra un boccone e l'altro e masticando a lungo, ci sazieremo con una quantità di cibo molto più piccola. Fare qualche respiro profondo con l'addome prima di mangiare stimola il nervo vago e rallenta l'appetito.

✓ Lasciarci prendere dalla noia. Quando la nostra mente non è impegnata in qualcosa che catturi l'attenzione ci viene voglia di mangiare. La distrazione è la migliore difesa dall'industria alimentare, che ci tenta continuamente (dobbiamo riempire la vita, non il piatto).

✓ Cadere nel culto del cibo. Negli ultimi anni si assiste a un vero culto del cibo. In televisione ci sono programmi che insegnano a cucinare, cake design, gare di cucina ecc. e le librerie sono piene di libri di cucina.

Mangiare, però, è un piacere fine a se stesso, legato alla nostra parte bestiale, non ha niente per cui valga tutta questa attenzione. Proprio nel momento in cui finalmente l'uomo sembra liberarsi dalla schiavitù di questo bisogno primario, c'è un ritorno al cibo, presentato come fatto di cultura e di arte, togliendo tempo e risorse ad altre attività più edificanti.

✓ Mezzo di affermazione. In passato era difficile avere cibo di qualità e la tipologia dei pasti era un indicatore di rango sociale. Ora ci sono molti altri modi per mostrare la propria posizione.

L'interesse per il cibo, sorprendentemente, è diffuso specialmente nelle società industrializzate, in cui il problema sarebbe proprio quello di mangiare di meno e meglio.

✓ Amicizie. Siamo esseri gregari e non vogliamo perdere la relazione con gli altri e spesso ci si incontra per mangiare. L'ambiente diverso e la compagnia ci inducono un senso di benessere e vogliamo amplificare questa esperienza concedendoci più cibo, specialmente dolci, grassi o salati. Studi dimostrano che quando si mangia in compagnia si consuma molto più cibo.

Conoscere usi e costumi di altre culture anche per quanto riguarda l'alimentazione può essere un'esperienza piacevole, ma non deve diventare un'ossessiva abitudine. Crediamo di avere tempo, ma in realtà è molto più limitato di quanto pensassimo e non dobbiamo sottrarlo ad altre attività più edificanti e fare danni alla nostra salute.

...tutte le attività ripetitive, non produttive di arricchimento culturale, emozionale, e che possono essere delegate a macchine, o semplicemente eliminate, andrebbero essere

definitivamente abbandonate come ostacoli alla nostra crescita[12].

L'obesità non è una malattia infettiva, ma è contagiosa. Le amicizie hanno un'enorme influenza sull'evoluzione del peso. Gli scienziati hanno dimostrato che l'aumento di peso di un amico o familiare, soprattutto dello stesso sesso, fa aumentare la probabilità di ingrassare, anche a distanza.

Non è un meccanismo di condivisioni delle abitudini, ma un condizionamento delle nostre opinioni inconsce sul grasso: accettando il sovrappeso di un amico/parente si abbattono le barriere psicologiche che rendono inaccettabile il sovrappeso per noi stessi. In più le persone in sovrappeso tendono a formare legami tra loro, creando un ambiente in cui i canoni estetici, le scelte alimentari e i disagi sono condivisi e accettati da tutti e un ego ferito e indebolito si sente protetto. Questo aspetto psicosociale favorisce il dilagarsi dell'obesità, ma potrebbe funzionare anche nel senso contrario, cioè un gruppo di amici o familiari coinvolti in una trasformazione potrebbe ottenere risultati più significativi e duraturi rispetto a una dieta affrontata in solitudine.

---

[12] Guido Morina, Guida alla Salute Consapevole (2012), editore: Morina Editore.

Anche se i meccanismi che controllano la fame o la sazietà sono troppo complessi e antichi per permettere una corretta regolazione del nostro comportamento, specialmente in un mondo in cui troviamo cibo dappertutto e dove l'ambiente determina quando, quanto e come ci nutriamo, non possiamo e non dobbiamo rassegnarci a essere grassi e insoddisfatti.

Scegliere di dimagrire non è solo una questione di longevità o di estetica, ma una priorità assoluta per vivere al meglio ogni giorno della nostra vita.

8.5 - Tenere un diario

Il diario è in primo step nel processo di autocontrollo e un confronto con le proprie sensazioni ed emozioni. Costituisce una base per riflettere sul proprio comportamento alimentare.

Qualcuno suggerisce persino di fotografare ogni pasto prima di mangiare: il modo più rapido di correggere un comportamento è essere consapevoli in tempo reale e non quando il fatto è compiuto. Qualunque metodo si adoperi, studi hanno dimostrato che i soggetti che tenevano il diario hanno triplicato il peso perso rispetto ai soggetti che non lo tenevano.

Nel diario si dovrebbe registrare anche l'attività fisica, almeno fino a quando entra nelle proprie abitudini.

L'automonitoraggio è già sufficiente a modificare le nostre abitudini.

8.6 - Programmare le trasgressioni

Nel periodo di transizione da un'alimentazione molto *disinvolta* a una più salutare (oppure quando si segue una dieta dimagrante) si potrebbe sentire la mancanza di alcuni cibi, per cui sarebbe controproducente cercare di dare un taglio netto (potrebbe compromettere il raggiungimento degli obiettivi). Per questo alcuni esperti in dimagrimento concedono un giorno libero alla settimana, in cui si possono mangiare i cibi desiderati.

Cercare di mantenere a lungo una dieta restrittiva aumenta le possibilità di fallimento e trasforma lo yo-yo in un meccanismo patologico e incontrollabile. Meglio programmare in anticipo gli eccessi alimentari, senza mortificazioni.

In più il metabolismo tende ad adeguarsi alle riduzioni caloriche e rallenta, quindi *svegliarlo* periodicamente lo può disorientare e mantenere attivo. Ogni volta che viene in mente il desiderio irresistibile di un particolare cibo possiamo dire *Sì, lo potrò mangiare, ma non subito*, e questo ci fa sentire meno castigati. Aumentare bruscamente l'apporto calorico una volta alla settimana fa scatenare una serie di reazioni che favoriscono il dimagrimento, ma i benefici psichici superano persino quelli metabolici.

Esistono comunque circostanze in cui ci si incontra in occasione di pranzi (feste comandate, anniversari, compleanni, cene di lavoro) e si possono far coincidere queste occasioni con il giorno libero senza sensi di colpa. Se il giorno della trasgressione si passa in casa o al ristorante, la regola da rispettare è di non avanzare cibo non permesso, in modo da ritornare alle buone abitudini il giorno dopo, senza tentazioni.

Qualcuno propone un'alternativa al giorno libero, sempre per rendere più fattibile la dieta: consumare 80% delle calorie giornaliere provenienti da cibi salutari e 20% da quelli che si desiderano (per esempio biscotti o una bibita).

Rispetto al giorno libero, questa opzione mi sembra più rischiosa, perché comporta la presenza di cibi non permessi a portata di mano (una tentazione che mette a dura prova la forza di volontà).

8.7 - Cercare le sfide

Quando si ha un obiettivo, qualsiasi stratagemma che aiuti a trovare o a rinnovare la motivazione è da prendere in considerazione. Parlare agli altri dei propri progetti può aiutare: trovare un sostegno in chi ci appoggia o ha il nostro stesso obiettivo è una grande molla motivazionale. Cercare la sfida e circondarci di esempi positivi ci aiuta a mantenere sempre in mente il nostro traguardo. Nel caso non sia disponibile un gruppo di sostegno ci sono tantissimi surrogati: programmi televisivi, libri, siti web e gruppi motivazionali sui social networks, un contapassi che ogni giorno deve arrivare a 10.000.

8.8 - Il freddo aiuta a dimagrire

Oltre a bruciare qualche caloria in più consumando cibi freddi (perché il nostro organismo spende energia per riscaldarlo alla nostra temperatura corporea), Tim Ferriss sostiene che anche fare bagni freddi puó accelerare il dimagrimento[13].

Secondo il Dott. Jack Kruse discendiamo geneticamente da antenati abituati al freddo e parte delle nostre patologie derivano dalla nostra difficoltà ad adattarci al caldo. Esperimenti hanno dimostrato che il corpo brucia molte più

---

[13] Timothy Ferris, *4 Ore alla Settimana per il Tuo Corpo* (2011), editore: Cairo Editore.

calorie quando è al freddo, piuttosto che quando si riscalda in un bagno di sudore con un allenamento.

Il nostro grasso corporeo è formato da tessuto adiposo bianco e bruno. Una cellula di grasso bianco è costituita da una sola goccia di grasso, con un unico nucleo, mentre una cellula di grasso bruno contiene diverse gocce di grasso bruno e sembra derivare dalle cellule staminali dei muscoli. Il freddo revitalizza il metabolismo e attiva il grasso bruno, spingendolo a bruciare grasso e glucosio per produrre calore, infatti viene chiamato *grasso che mangia grasso*.

Bagni gelati di 20 minuti, con una immersione graduale (gambe, torso, mani), per tre volte alla settimana, aiutano a dimagrire.

Bisogna comunque ricordarsi di consultare sempre il proprio medico prima di iniziare una di queste attivitá per accertarsi che non ci siano controindicazioni.

9
INGRASSARE PER LE INTOLLERANZE

Una delle intolleranze più diffuse è quella al lattosio, uno zucchero che si trova nel latte. Il latte è stato introdotto nella nostra alimentazione in tempi relativamente recenti rispetto alla lunga evoluzione dell'uomo.

I nostri antenati potevano contare solo sul latte materno, come succede per tutti gli animali: dopo lo svezzamento nessun animale si nutre del latte di un'altra specie. A giudicare dall'enorme numero di persone intolleranti al lattosio, non ci siamo adattati a questo alimento. L'introduzione di alimenti nuovi ha avuto molta importanza in tempi di carestia, ma non c'è l'assoluta certezza che questi non abbiano causato danni.

C'è ancora divisione sulla utilità del latte: alcuni nutrizionisti lo consigliano per prevenire l'osteoporosi, perché ricco di calcio, altri pensano che non serva per le ossa e che, se assunto in eccesso, il calcio possa avere effetti nocivi sul sistema cardiovascolare, sull'intestino e che possa addirittura far insorgere alcuni tipi di tumore. Il latte e i derivati sono ricchi di calcio di facile assorbimento, ma perché il calcio si depositi nelle ossa sono necessari altri fattori, come la vitamina D e la vitamina K, quindi assumere grandi quantità di calcio senza assicurarsi che esso arrivi all'osso espone al rischio di calcificare altri tessuti, come le arterie. Nei legumi e nelle verdure a foglia verde ci sono concentrazioni elevate di calcio e in più ci sono anche vitamine, come la vitamina K, quindi il latte non è necessario per le ossa. Inoltre il latte causa acidosi, che incide negativamente sulla salute delle ossa. Sembra che l'osteoporosi abbia un'incidenza maggiore proprio nei paesi in cui si consumano più latte e derivati.

In Paesi come Giappone e India l'assunzione di calcio è più bassa che in Europa e USA, ma l'incidenza di fratture è minore. Una regolare attività fisica rafforza le nostre ossa.

Il latte che prendiamo adesso è molto diverso da quello di 100 anni fa: quello di adesso contiene molti ormoni e fattori di crescita. I ricercatori hanno riscontrato nel latte molti ormoni femminili, perché le mucche da latte negli allevamenti sono perennemente incinte e nel loro latte si trovano concentrazioni elevate di estrogeni, che sono correlati con alcuni tumori, come quello della mammella e delle ovaie.

Il lattosio può avere influenza sul nostro peso corporeo, fa innalzare il colesterolo e accelera la formazione della placca aterosclerotica. Il lattosio (la caseina) non è solo presente nel latte e i suoi derivati, ma si trova come additivo in altri prodotti come carne in scatola, dolci, cioccolata, insaccati e altri alimenti industriali. A differenza di allergie più violente come quella alle noci o nocciole, che causa l'ingrossamento della lingua, difficoltá respiratorie o eruzioni cutanee, l'intolleranza al lattosio potrebbe non farsi notare per molto tempo, perché ha una reazione ritardata, ma dà altri sintomi come spossatezza, emicrania o dolori articolari. Il lattosio distrugge l'impermeabilità dell'intestino e sostanze nocive passano attraverso le pareti intestinali, determinando delle infiammazioni. Il corpo reagisce continuamente e questo lo mette in uno stato di stress che fa aumentare il desiderio di mangiare, quindi l'aumento di peso.

10
UN INTESTINO SANO PER CONTRASTARE IL SOVRAPPESO

L'intestino è chiamato *secondo cervello* per la fitta rete di neuroni che lo connette al Sistema Nervoso Centrale. Sembra che il 95% della serotonina, il neurotrasmettitore che ci dà il buonumore, viene prodotta dalle cellule intestinali, per cui l'intestino può avere una influenza significativa sul nostro appetito (la serotonina è anche un inibitore dell'appetito).

Il nostro intestino è colonizzato da batteri buoni e batteri cattivi, che vivono in simbiosi con noi (si cibano di ciò che non riusciamo a digerire e ci danno sostanze nutritive più semplici, che vengono assorbite più facilmente). Questa massa di microrganismi, un vero e proprio ecosistema, insieme alla mucosa intestinale formano una potente barriera di difese immunitarie. Quando la flora intestinale è bilanciata il corpo trae i massimi benefici in termini di protezione immunitaria ed efficienza metabolica. Questo ecosistema, molto delicato, è messo costantemente in pericolo da fattori come alcol, alimenti raffinati, farmaci (specialmente antibiotici), dolcificanti e stress.

I microrganismi del tratto gastrointestinale hanno il ruolo di modulare l'assorbimento dei nutrienti ingeriti. Alcune nostre caratteristiche metaboliche dipendono proprio dai batteri.

Ci sono due ceppi batterici che influenzano il grasso: i batteroidi e i firmicuti. Le persone magre hanno più batteroidi e vice versa.

Ricerche sui topi dimostrano che quando questi dimagriscono i valori dei firmicuti scendono a favore dei batteroidi, mentre trasferendo i microrganismi dai topi grassi ai magri questi sono aumentati di peso senza variare la loro dieta. La flora intestinale influisce sull'infiammazione dell'organismo e sull'insulino-resistenza, che sono alla base dell'obesità.

10.1 - Vegetariani non significa magri

La dieta vegetariana si sta diffondendo per motivi principalmente di tipo etico, comprensibili e condivisibili, ma questi regimi non offrono la garanzia di un'alimentazione sana. Sebbene in un passato remoto la nostra alimentazione non prevedesse carne, nell'evoluzione dell'uomo sono stati acquisiti tratti anatomici e biochimici che hanno permesso di introdurre nella nostra alimentazione proteine animali, anche perché nel mondo primitivo non era facile procurarsi cibo vegetale (glaciazione, non c'erano i cereali e le bacche c'erano solo d'estate). Per questo i sostenitori della dieta paleolitica vedono nell'introduzione massiccia dei carboidrati uno dei problemi della dieta moderna. I vegetariani, non mangiando né carne né pesce, rischiano di assumere zuccheri in eccesso. I cereali sono meno indispensabili per il nostro organismo rispetto a proteine e grassi. Molti scelgono la dieta vegetariana per controllare il colesterolo, ma bisogna ricordare che il colesterolo è fondamentale per la vita stessa in quanto è la molecola da cui si formano tutti gli ormoni steroidei, necessari per il nostro sviluppo. Un eccesso di grassi saturi non è salutare, certo, ma la stragrande maggioranza del colesterolo è prodotto dal fegato e non è quindi di origine alimentare. Il fegato predilige proprio i carboidrati come molecole da cui formare il colesterolo. Negli ultimi decenni il consumo di grassi è calato, ma non ha contribuito a ridurre il sovrappeso né le patologie metaboliche.

I vegetariani sono esposti a carenze di acidi grassi Omega 3, non mangiando pesce. L'olio di lino non fornisce gli EPA e DHA, ma un loro lontano parente, l'acido alfa linoleico, che per convertirsi nei due Omega 3 richiede una serie di reazioni biochimiche che non avvengono sempre in modo ottimale. I vegetariani sono esposti alla carenza di vitamina B12, che si trova solo nei cibi di origine animale. La vitamina B12, insieme con l'acido folico e la vitamina B6 sono necessari per smaltire l'omocisteina, una molecola irritante e infiammatoria per le nostre arterie e per proteggere il DNA.

I vegetariani assumono poco triptofano, precursore della serotonina, il neurotrasmettitore che ci tiene sereni e rilassati e previene gli attacchi di fame. Dalla serotonina si forma anche la melatonina, l'ormone che regola e facilita il sonno, che è correlato con l'aumento di peso.

11
I SUPERCIBI

Secondo Gillian McKeith[14] alcuni cibi sono particolarmente ricchi di sostanze benefiche e dovremmo farli entrare nelle nostre abitudini alimentari:

1. **Prezzemolo**: è ricco di clorofilla, calcio e vitamine, specialmente B12 e C (più degli agrumi). Purifica il sangue, quindi è di grande aiuto a fegato e reni. Rafforza il sistema immunitario ed è antibatterico.

2. **Aloe vera**: contiene enzimi digestivi, regola il metabolismo dei grassi e la glicemia. E' un antinfiammatorio, rafforza gli organi, specialmente il fegato, e ripara i tessuti danneggiati.

3. **Miglio**: è chiamato anche IL CEREALE DELL'ALLEGRIA perchè immagazzina l'energia solare e la rilascia attraverso chi lo consuma. Ricchissimo di minerali come ferro e potassio, e vitamine (specialmente quelle del gruppo B) e la vitamina E.
Ha effetti benefici su tutto l'organismo, elimina le eccedenze di acidi, disintossica il fegato e nutre i reni, facilita la digestione. A me piace molto. Dopo averlo cotto aggiungo un po' d'olio

---

[14] Gillian McKeith, *Supercibi naturali per la salute - Il vostro corpo vi ringrazierà*, 2011, Editore Tecniche Nuove.

d'oliva. Sembra una polentina e lo associo a un piatto con salsa, come peperonata o spezzatino di seitan o soia.

4. **Alfalfa**: si tratta di erba medica e si trova in erboristeria e negozi bio, sotto forma di polvere o pastiglie (più comode).
Contiene enzimi digestivi, minerali e vitamine.
Sembra che sia 4 volte più ricca di vitamina C degli agrumi.
Aiuta a combattere il colesterolo, è un antinfiammatorio quindi aiuta nel trattamento di alcune malattie, come artrite, asma e bronchite. Combatte l'acidità di stomaco, aiuta il fegato, ha proprietà antiossidanti, quindi ringiovanisce l'intero organismo.

5. **Erba d'orzo**: è la giovane pianta d'orzo essicata e ridotta in polvere. Si trova facilmente nelle erboristerie. Combatte i radicali liberi, elimina le sostanze inquinanti e aiuta il fegato, è antiossidante, quindi impedisce il deterioramente delle cellule, protegge le articolazioni e le ossa, aiuta l'attività circolatoria e respiratoria.

6. **Semi di lino**: sono ricchi di acidi Omega 3 e 6, che aiutano a combattere il colesterolo cattivo e rinforza il cuore e le ossa, quindi sono una valida alternativa all'olio di pesce. Rafforzano il sistema immunitario, lubrificano l'intestino e aiutano alcuni organi, come milza e pancreas.

7. **Semi di girasole**: sono ricchi di minerali come calcio, ferro, fosforo e di vitamine come A, B, E, D. Contengono acidi grassi essenziali che trascinano via il colesterolo LDL (cattivo). L'olio viene utilizzato anche esteriormente in caso di eritemi o dermatiti.

8. **Aglio**: contiene antiossidanti che proteggono dai radicali liberi, abbassa la pressione sanguigna, protegge da malattie cardiovascolari, migliora le dermatiti.

9. **Avocado**: contiene sostanze antibatteriche, per esempio contro i batteri resistenti agli antibiotici (stafilococchi).

10. **Cipolla**, specialmente rossa: antibatterica, diuretica, depurativa, antifungina, antibiotica, previene mali di stagione.

11.1 - Cibi che fanno accelerare il metabolismo

1. I **fagioli** saziano perché contengono amido resistente (metà delle calorie non possono essere assorbite). Contengono fibre solubili e insolubili che catturano gli zuccheri e i grassi, ma hanno ancora una fantastica qualità: contengono butirrato, un acido grasso che fa bruciare i grassi più velocemente (migliora la funzione mitocondriale nelle cellule, portando a una diminuzione

del grasso). Sono ottimi per preparare hamburger, hummus, chili ecc.

2. I **Pinoli** contengono molte proteine e aiutano a tenere sotto controllo la fame (un bicchierino al giorno). Contengono acido pinolenico, un acido naturale che stimola la produzione di colecistochinina (CCK) e di glucagone, entrambi ormoni potenti che inviano segnali di sazietà al cervello. Uno studio ha dimostrato che le donne che hanno consumato l'acido pinolenico hanno segnalato un calo nel desiderio di mangiare e hanno ridotto l'assunzione di cibo del 36%.

3. Il **Peperoncino e pepe di Cayenna**, grazie a un principio attivo (la capsaicina), hanno un effetto termogenico, favorendo la lipolisi, che si protrae per alcune ore dopo l'uso. In più la capsaicina dà un senso di sazietà e aiuta così a limitare l'assunzione di cibo.

4. Gli **agrumi** favoriscono il buon funzionamento del metabolismo, quindi si bruciano più grassi in una dieta ricca di vitamina C.

5. Le **spezie in generale** come pepe nero, zenzero, cannella e curry contengono antinfiammatori che bloccano la sintesi delle citochine pro infiammatorie, che sono alla base del sovrappeso e dell'obesità.

6. **Il calcio**: uno studio dell'Università del Tennessee ha dimostrato che una dieta ricca di calcio aiuta a perdere peso più facilmente. Il calcio si trova in alimenti come semi di sesamo, semi di lino, mandorle, quinoa, verdure a foglia verde ecc.

11.2 - Integratori utili

1. Il tè verde e il caffè

Il tè verde contiene catechine, polifenoli e flavonoidi, antiossidanti che proteggono le cellule dalla ossidazione e quindi proteggono dalle malattie degenerative, infiammatorie e cardiovascolari. Queste malattie infatti sono rare in Cina, dove si beve molto tè verde.

Sembra che il tè verde aiuti anche a dimagrire, perché indirizza gli zuccheri verso i muscoli, impedendo l'accumulo di carboidrati sotto forma di grasso corporeo. Inoltre il tè verde aumenta la morte programmata delle cellule adipose mature (le induce a suicidarsi). Per ottenere questi benefici si dovrebbero consumare molte tazze di tè al giorno, non sempre possibile, per cui il modo più semplice di assumere la quantità di tè verde che produca un effetto è usare un integratore (ogni pastiglia equivale a qualche tazza di tè).

In quantità moderata anche il caffè sembra sia benefico per l'organismo. Entrambi sono ricchi di antiossidanti associati a una ridotta incidenza di demenza, morbo di Parkinson, diabete e alcuni tipi di tumore.

Ultimamente è stato scoperto il potere dimagrante del caffè verde, sempre come integratore per poter regolare la quantità di principio attivo.

2. Il cacao

Il cacao è ricco di sostanze (polifenoli) con azione antidepressiva e antistress. Contiene inoltre magnesio e anantamine, un antidepressivo naturale che interviene sulla produzione della serotonina, che dà il buonumore e inibisce il senso di fame.

3. Rhodiola Rosea

La Rhodiola favorisce la disponibilità di triptofano, aumenta la serotonina e la dopamina, esercitando un'azione adattogena sullo stress e stimola la lipasi.

4. Schizandra chinensis

La Schizandra è una pianta che contiene sostanze con effetto adattogeno (aumenta la resistenza allo stress), simile al ginseng, ma con minore tossicità.

La vitamina B6

La vitamina B6 è implicata nella reazione del metabolismo glucidico e lipidico.

5. Il Cardo mariano

Il Cardo mariano ha un'azione normolipemizzante con abbassamento della lipemia totale, trigliceridi e colesterolo, specialmente in associazione con Cynara scolimus, epatoprotettrice.

6. Rosmarinus officinalis

Il Rosmarino attiva la circolazione anche a livello cerebrale e contribuisce all'abbassamento dei trigliceridi.

7. Cannella

La cannella è antinfettiva, ipoglicemica, ricostituente e antisettica.

8. Echinacea

L'echinacea aiuta contro le malattie di stagione, specialmente delle vie respiratorie, è disinfettante e protegge dalle infezioni urinarie.

9. Origano

L'origano, specialmente l'olio essenziale, ha proprietà antibatteriche, cura e previene le infezioni delle vie respiratorie, è analgesico e antispasmodico.

10. Pan d'Arco

Il Pan d'Arco è un antibiotico naturale, antibatterico e antifungino.

11. Zenzero

Lo zenzero riscalda, per via del principio attivo chiamato gingerolo, dalle proprietà antinfiammatorie, per cui previene le infiammazioni, aiuta per la tosse, contiene molta vitamina C e protegge contro il cancro.

12. Chlorella

La Chlorella è una micro-alga verde unicellulare, che costituisce la maggior risorsa di clorofilla di tutto il regno vegetale. La clorofilla ha la particolarità di trasformare la luce solare in energia ed è il *sangue* delle piante, molto simile all'emoglobina. L'atomo centrale dell'emoglobina è il ferro, mentre quello della Chlorella è il magnesio, ma attraverso la trasmutazione biologica si trasforma in sangue (aumenta la produzione di globuli rossi). Infatti sembra che in tempo di guerra, quando non si potevano effettuare trasfusioni di sangue, venisse impiegata la clorofilla per curare i soldati.

La Chlorella è ricca di vitamine del gruppo B (compresa la B12), vitamina C e K. Contiene acidi grassi Omega 3, che puliscono le arterie, abbassano la pressione sanguigna e il colesterolo, proteggono dalle malattie cardiovascolari, proteggono le articolazioni, rinvigoriscono il sistema nervoso, riparano e rigenerano i tessuti e rallentano il processo degenerativo delle cellule e la comparsa di malattie come l'alzheimer o il morbo di Parkinson. Inoltre la chlorella è ricca di aminoacidi essenziali ed è molto indicata per gli sportivi, per mantenere e incrementare la massa muscolare.

L'alga verde Chlorella è ricca di minerali alcalinizzanti, come calcio e magnesio, che regolano l'acidità del sangue. Inoltre contiene acidi nucleici chiamati Fattori di Crescita Chlorella (CGF), che favoriscono la produzione di cellule sane, senza incrementare quelle malate (tumorali).

Un'altra sua qualità è quella di favorire la proliferazione dei batteri benefici, antivirali, antibiotici e antibatterici, potenziando il sistema immunitario.

Oltre tutte queste proprietà benefiche, la Chlorella ne possiede una straordinaria: la sua parte di cellulosa, non digeribile, attrae e aggrega le tossine e le fa espellere attraverso il sistema linfatico, con la sudorazione e attraverso le viscere.

In Giappone, così esposto alle radiazioni nucleari, sono state svolte molte ricerche in proposito. Di fatti tutti noi siamo esposti ad agenti inquinanti: pesticidi, erbicidi, fungicidi, mercurio, cadmio ecc. Sembra che nei tessuti di pinguini al Polo Sud sia stato trovato del DDT e tracce di carburante degli aerei è stato trovato nel latte materno degli aborigeni dell'entroterra australiano, e in tutto l'ambiente si è sparso l'uranio impoverito utilizzato nella recente guerra nel Medio Oriente.

La Chlorella è una delle più potenti armi nel nostro arsenale dei supercibi. La Chlorella purifica il sangue aiutando così anche le funzioni mnemoniche.

Andrebbe consumata quotidianamente, per esempio 1 cucchiaino aggiunto a frullati, succhi o minestre. Un eccesso potrebbe avere un effetto lassativo e, per via della cellulosa, potrebbe essere un po' nauseante, quindi cominciate con piccole dosi.

CONCLUSIONE

Sembra sempre impossibile, finché non ce la fai.

Grazie per aver letto questo libro.

Il messaggio che ho voluto trasmettere è *Non è mai troppo tardi, o troppo presto, per iniziare a curare il nostro benessere.* Negli ultimi decenni le nostre abitudini di vita sono cambiate drasticamente, con conseguenze negative per la nostra salute: la nostra alimentazione si è impoverita di nutrienti e arricchita di calorie vuote (cioé senza valore nutrizionale).

Il Mondo ci costringe a lavorare di piú per avere quando va bene lo stesso di prima, e questo ci rende frenetici e ansiosi: stiamo diventando sempre più sedentari e stressati.

Quando tutto avviene in modo lento e graduale non riusciamo a capire e valutare l'impatto che ha sul nostro organismo, e finiamo per accettare o addirittura gradire ciò che ci fa male.

Siamo come la rana bollita, che rimaneva nell'acqua di una pentola sempre piú calda senza accorgersi che stava diventando bollente, fino a quando era ormai troppo tardi per salvarsi.

Non facciamo lo stesso errore, prendiamo provvedimenti prima che sia troppo tardi!

Questo libro aiuta a sviluppare la consapevolezza di come e perché sono cambiate le nostre abitudini, di che cosa ci ha portato a ingrassare e sviluppare le *malattie del benessere* come l'obesitá, e di che cosa possiamo fare per ritornare a essere in forma.

Non è mai troppo presto per cominciare perché già dopo i 30 anni il nostro metabolismo comincia a rallentare e questo significa che si comincia ad aumentare di peso più facilmente. Dopo i 50 anni intervengono cambiamenti anche a livello ormonale, quindi è molto importante conoscere per tempo gli alimenti e come possiamo usarli a nostro favore.

È importante conservare, se non accrescere la nostra massa muscolare, che è quella che mantiene attivo il metabolismo.

Dopo i 30 anni ogni decade perdiamo il 10% della massa muscolare, ma con una corretta attività fisica impediremo che ciò avvenga.

Se impariamo a conoscere quello che ci fa male riusciremo a prevenire i danni. È molto più facile mantenere il peso forma invece che dimagrire. È molto più facile evitare di arrivare ad avere pressione, trigliceridi e colesterolo alti, piuttosto che ricorrere ai farmaci con effetti collaterali, ma anche se si è presentato questo problema, con abitudini più salutari e con una perdita di peso anche solo del 10%, questi valori migliorano.

In questo percorso ho illustrato il nostro stile di vita: l'alimentazione, l'attività fisica, la gestione dello stress e la cura della sfera emozionale. Se questi argomenti vi hanno stimolato, andando sul mio sito **www.melanzanealcioccolato.com** potete scrivere la vostra e-mail e ricevere direttamente nella posta elettronica i nuovi articoli (il servizio è gratuito), o potete piacere la pagina *Melanzane al Cioccolato* su FaceBook.

Mirando a uno stile di vita più salutare il risultato sarà il miglioramento della salute, la perdita di peso e il benessere fisico e psichico.

Tutto quello che ci serve è consapevolezza e determinazione e arriveremo dritti alla nostra meta.

Abbiamo bisogno di alimenti semplici e nutrienti.

Abbiamo bisogno di attività fisica, ma non dobbiamo aspettare il momento perfetto, iniziamo con gli strumenti che abbiamo a disposizione, e cambieremo strada facendo. Basta camminare, cominciare a evitare la macchina quando le distanze lo permettono, fare le scale invece di prendere l'ascensore (fare step in palestra non è altro che fare le scale).

Vedere le cose in questa prospettiva porta miglioramenti anche in altri aspetti della vita: spesso non abbiamo voglia di fare alcuni lavori, per esempio uscire per buttare la spazzatura, ma se pensiamo che saranno 5 minuti di movimento, magari con un po' di step, sarà più appagante.

Anche solo 5 minuti di movimento fanno bene alla salute, specialmente se interrompono un lavoro sedentario o troppo impegnativo a livello mentale.

La mancanza di tempo è solo una scusa, cominciamo a fare caso a quante cose facciamo che non sono affatto necessarie, e il tempo si trova. Dobbiamo solo organizzarci meglio.

Una buona abitudine va a sostituirne una cattiva e gli studi hanno dimostrato che dopo 21 giorni in cui la pratichiamo regolarmente entra a far parte della nostra vita. Cambiando un pezzettino alla volta il nostro stile di vita sarà sempre più salutare.

Il nostro benessere è nelle nostre mani, dipende tutto da noi.

Ora è un buon momento per cominciare!

Tania Ansaldi

Bibliografia

- Giuseppe Bertagna e Guido Morina, *Scienza della Salute e della Psicologia del Benessere - Seconda parte* (2011), editore: Morina Editore.

- Dale Carnegie, *Come Trattare gli Altri e Farseli Amici* (2013), editore: Bompiani.

- Pierre Dukan, *La dieta Dukan* (2011), editore: Sperling & Kupfer.

- Margherita Enrico, *Come Ridurre Etá Biologica, Peso e Stress* (2013), editore: Sperling & Kupfer.

- Timothy Ferris, *4 Ore alla Settimana per il Tuo Corpo* (2011), editore: Cairo Editore.

- Majid Fotuhi, *The Memory Cure: How to Protect Your Brain Against Memory Loss and Alzheimer's Disease*, editore, 2002, editore McGraw-Hill.

- Venice Fulton, *La Dieta OMG* (2013), editore: Sperling & Kupfer.

- Gillian McKeith, *Supercibi naturali per la salute - Il vostro corpo vi ringrazierà*, 2011, Editore Tecniche Nuove.

- Giovanni Monicelli, *Sovrappeso e Obesità Secondo la Visione Biomedica* (2011), editore: Morina Editore.

- Michael Montignac, *Dimagrire per Sempre Mangiando Normalmente* (2012), editore: Hobby and Work Publishing.
- Mike Moreno, *La Dieta dei 17 giorni* (2012), editore: TEA.
- Guido Morina, *Guida alla Salute Consapevole* (2012), editore: Morina Editore.
- Michael Mosley, *The Fast Diet: Revised and Updated: Lose Weight, Stay Healthy, Live Longer* (2014), editore: Short Books; Revised and Updated edizione.
- Michael Moss, *Salt, Sugar, Fat: How the Food Giants Hooked Us* (2014), editore: WH Allen.
- Filippo Ongaro, *Mangia che Dimagrisci* (2012), editore: Edizioni PIEMME.
- Filippo Ongaro, *Mangia che ti Passa* (2013), editore: PIEMME.
- Filippo Ongaro, *Mangiare ci Fa Belli* (2014), editore: PIEMME.
- Filippo Ongaro, *Star Bene Davvero: Il Primo Programma Completo per il Benessere del Corpo e della Mente* (2014), editore: Edizioni PIEMME.
- Chris Powell, *Choose to Loose: The 7-Day Carb Cycle Solution* (2013), editore: Hyperion.
- Chris Powell, *Clean Eating Look Great and Feel Healthy* (2014).

- Michael F. Roizenm e Mehmet C. Oz, *YOU: On a Diet: The Insider's Guide to Easy and Permanent Weight Loss* (2007), editore: Harper Thorsons.

- Michael Roizen, Mehmet Oz, *You: The Owner's Manual: An Insider's Guide to the Body That Will Make You Healthier and Younger* (2013), editore: William Morrow & Co; Upd Exp edizione.

- Gary Small, *The Alzheimer's Prevention Program*, 2013, editore Workman Publishing.

- Ian Smith, *The 4 Day Diet* (2009), editore: St. Martin's Griffin.

- Ian Smith, *Mangia con Amore: Semplici regole e piccoli suggerimenti per una dieta facile* (2012), editore: Mondadori.

- Bryce Wylde, *Wylde on Health: Your Besto Choices in the World of Natural Health* (2012), editore: Random House Canada.

COME SCONFIGGERE IL SOVRAPPESO E VIVERE FELICI
Un viaggio nel tempo per capire dove abbiamo sbagliato
e come correggere la nostra vita

Edizione originale a cura di:

Autore: Tania Ansaldi
Curatore Editoriale - Bartolo Ansaldi
Concetto Grafico e Copertina - Bartolo Ansaldi
Editore: Bison Productions

Questo libro fa parte della collana:
Melanzanealcioccolato.com Presenta

Per contattare l'autore visitate il sito
www.melanzanealcioccolato.com

ISBN-13: 978-1514250709
ISBN-10: 1514250705

www.ingramcontent.com/pod-product-compliance
Lightning Source LLC
Chambersburg PA
CBHW070916290526
45795CB00001B/331